FOR$_2$

FOR pleasure   FOR life

FOR₂ 33

剛好就能多活 10 年
瑞典醫生傳授的北歐養生指南
10 Tips : må bättre och lev 10 år längre

作者：Bertil Marklund（伯蒂爾・馬克倫德）
譯者：郭騰堅
責任編輯：冼懿穎
封面設計：三人制創
插畫：Bianco
美術編輯：Beatniks
校對：呂佳真

出版者：英屬蓋曼群島商網路與書股份有限公司台灣分公司
發行：大塊文化出版股份有限公司
台北市 10550 南京東路四段 25 號 11 樓
www.locuspublishing.com
TEL：(02)8712-3898　　　FAX：(02)8712-3897
讀者服務專線：0800-006689
郵撥帳號：18955675　　　戶名：大塊文化出版股份有限公司
法律顧問：董安丹律師、顧慕堯律師
版權所有　翻印必究

總經銷：大和書報圖書股份有限公司
地址：新北市 24890 新莊區五工五路 2 號
TEL：(02)8990-2588　　FAX：(02)2290-1658
製版：瑞豐實業股份有限公司

初版一刷：2017 年 7 月
定價：新台幣 250 元
ISBN：978-986-6841-88-0

Printed in Taiwan

國家圖書館出版品預行編目（CIP）資料

剛好就能多活 10 年：瑞典醫生傳授的北歐養生指南 /
伯蒂爾．馬克倫德(Bertil Marklund)著；郭騰堅譯 .-- 初
版 .-- 臺北市：網路與書出版：大塊文化發行, 2017.07
168 面；14.8*20　公分 . -- (For2；33)
譯自：10 tips : ma battre och lev 10 ar langre
ISBN 978-986-6841-88-0(平裝)

1. 健康法

411.1　　　　　　　　106009194

10
Tips

må bättre och lev 10 år längre

剛好就能多活10年

瑞典醫生傳授的北歐養生指南

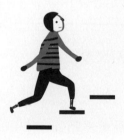

Bertil Marklund

伯蒂爾・馬克倫德 著

郭騰堅 譯

前言   06

哪些因素，決定你的壽命？   14

TIP 1   運動的修復力量   27

TIP 2   給自己一點復原的時間   41

TIP 3   睡眠充足，身體強壯   53

TIP 4   適可而止，不過量的日光浴 63

TIP 5   健康的膳食   73

TIP 6   選擇正確的飲品   103

目次　　　　　　　　　　　　　CONTENTS

TIP 7　注意體重　　　　　　　　　　　115

TIP 8　口腔健康，帶來整體健康　　　129

TIP 9　當個樂觀主義者　　　　　　　135

TIP 10　我們都需要彼此　　　　　　　145

結語：從今天起！　　　　　　　　　158

致謝　　　　　　　　　　　　　　159

相關學科知識與參考文獻　　　　　161

前言

....

　　長期以來，我一直在思考：該怎樣過生活，才能盡可能在人世間活得更久。我的雙親都受制於多項危險因子，不幸英年早逝。這讓我感到很擔憂。他們的遺傳基因，對我的健康和壽命會否產生負面的影響？我下定決心，要追根究柢，探討我該怎麼做，才能活得久又活得好。

　　我是一般內科醫師，多年來為無數病患看過診。做為醫師與研究員，我能取得所有自己需要的研究結果；當然，我也坐擁大量前備知識。在醫學界，我們大量談論著導致疾病與早逝的危險因子。我開始採用新的思考模式，這使我對促進式觀點愈來愈感興趣——換言之，如何以簡易的方法強化健康，而非將焦點擺在疾病與死亡上。現在，我

不再研究危險因子，轉而探討健康因子，將焦點擺在於「為什麼某些人如此健康，壽命如此長」的新知上。

在研究中，我找到了自己探索的重點：該怎樣保持健康，活得更長久。研究顯示：基因對壽命長度的影響力僅佔百分之二十五，而生活方式的影響力則達到百分之七十五。這些數據，可能會因為疾病類型而有所差異；然而，所有數據都指出，生活方式就是關鍵。當時，這在相對意義上還算是一項新知。現在，我得以欣喜地確認：我的壽命長度，是由我自己決定而不是我的基因。我透過規劃自己的生活方式，來改善自己的健康，而這收益是極為可觀的──能夠健健康康地多活上十年，甚至更久。我能夠決定，自己要如何老去──甚至不願老去。

現在，如果你對促進、強化健康，延緩病情與老化有興趣，我就把關於促成健康、長壽生活方式的知識傳授給你。本書可以被視為通往長壽之路的簡要指南，希望這本小書，能帶給你愉悅的體驗。

怎麼又多出一本新勵志書？

　　市面上關於各種不同健康狀態，以及改變生活方式的勵志自助書籍，早已汗牛充棟。通常，你會針對想在生活中改變的事情而購書，這本書常有三、四百頁，有時甚至更厚。如果你真的很有抱負，也許能在幾週內看完整本書。書籍的內容完善，給了好多建議，但問題在於：你即將看完整本書時，已經精疲力竭。書中內容太多、太龐雜，你得喘息片刻，才能開始將新建議付諸實行。

　　言語與行動之間的距離是很遙遠的——這就是問題。

　　我們想要馬上、直接（最好是當天或是隔天）就促成的改變，它成功的機會較大。如果你心想：首先必須集中精力，下週、甚至下個月才開始執行，你最後很可能會一事無成。也許，你過一陣子會再買一本新勵志書，希望能找到比較容易吸收的內容。

　　然而，這本書獨樹一幟。我會告訴你為什麼。

北歐焦點

北歐國家的做事方式以化繁為簡見稱，在瑞典我們稱之為 lagom（適量），我們經常會說「適可而止就是最好」，lagom 能應用在各種情況上——從喝多少咖啡到做多少運動——但它還有更進一步的意思，它表示了均衡和瑞典人對適度的觀念。本書把這種精神應用到健康上——我需要表達非常重要的一點是，你不需要走至極端也能活得健康。小而簡單的改變，就能達致更快樂、更健康的人生。

產生動力

重點在於：你要能回答**為什麼**要改變生活方式的問題。如果答案是：這能給你多活十年、變得更健康的機會，你的動力就可望獲得顯著提升，使你改變生活方式。絕大

多數人都想活得更久、更健康，本書的出發點，就在於告訴你該怎麼動手執行。

以專業知識為立足點

本書所有事證與建議，都以我多年來擔任基層醫療醫師、一般內科與公共衛生研究員，所獲得的經驗與知識為基礎。本書的事證，也建立於對科學文獻的廣泛調查、關於健康的研究，以及保健專家的發言之上。

關於發炎的新知識

引人入勝的研究顯示：體內所產生的發炎，是對我們健康的一大威脅。本書正是以這樣的研究，做為基礎。貫串本書的主線就在於：這些發炎如何生成，所造成的後果，以及我們該如何強化體質，戰勝發炎。

促進與預防

本書建立在兩個不同的觀點之上。它為你提供自己可以執行、讓你感覺更良好，促進健康生活的措施。同時，本書還為你說明如何藉由這些措施，預防疾病。

健康並不是某種靜止不動的狀態。我們終其一生，都在健康與疾病之間擺動。

然而，如同生命一樣，健康是極其複雜的。患有疾病的人，仍有可能自我感覺良好；生理上完全健康的人，也可能經歷病態，感覺很糟糕。我們每個人出生時就有著不同的先決條件，儘管如此，我們大家仍能為自己的健康，付出一點心力。

促進健康觀點的出發點在於：了解哪些行為能營造健康、對健康有益。這種看法也意味著：健康並非由單一因素所導致，而是由許多彼此間有互動關係的不同因素所促

成。因此，本書共分為十章，用意在於以不同方式，激發我們大家都有的潛在力量，活出更有意義、更長久、更健康的人生──這不僅是為了健康本身，更重要的是良好的健康狀態是一項資源，能協助你達成人生中的其他目標。

　　本書提供針對身體與心靈、能使人感覺良好的建議，而這些建議適用於所有人。當前身心狀態良好的讀者，將能進一步強化、保有正面感覺。已經處於不健康狀態或受疾病影響的讀者，則能獲得強化部分生活方式的建議。這些建議能協助讀者由病態回到健康狀態，或防止病情進一步惡化。

坐而言，不如起而行

　　要改變生活方式，最重要的就在於跨出第一步。因此，請選定一個相對容易的改變，就從現在開始。然後，

請把本書當成輔助教材和參考書使用，在往後的人生中
循序加入更多新習慣。導入健康的生活方式絕非一種折
磨──它是一種正面、很有意義的體驗。這樣一來，你在
往後便能持續履行這些新的習慣。想像一下自己飲食正
常、健康的情景：設想一下自己輕鬆騎車，登上漫長上坡
道的畫面。營造出即將發生、成真的正面情景，是很重要
的；如此一來，理想成真的機會就會大幅增加。

　　你也可以不時回顧本書，和你的朋友討論本書內容，
分享你最棒的小祕訣。這能讓保持健康的意識持續下去。

哪些因素，決定你的壽命？

就如我在「前言」所提過的：現今，我們已經知道，要想活得好、又活得久，生活方式是最重要的因素。你可以主動選擇，在最大程度上決定自己的壽命長度，以及你的健康狀態。

我們究竟能將壽命延長幾歲？

對生活方式做出的不同健康改變，能延長壽命的年限也各有不同。本書中提到的數據，是針對參與某項研究，所有受測者的平均值。這意味著：假如某項對生活方式做

出的改變，為所有參與研究的受測者平均延長了七年的壽命，群體中個人所多活的年數，便有可能介於比如三到十一年之間。但由於每個人的健康狀況各異，因此我們無法確切得知個案的結果。但是，所釋出的訊息仍是清楚的：如果你對生活方式做出這項改變，你就非常有可能邁向健康之路，多獲得幾年的壽命。

還有一點要注意的是，如果你針對生活方式做出多項改變，你無法把各項改變延長的壽命年數累加起來。反之，結果將是：它們的效果會串聯起來。這意味著疾病將進一步延緩，你的身心感受良好，壽命隨之延長。

首要威脅——發炎

在我們開始給予促進良好健康的建議以前，我們必須先了解各種因素的背景與關聯性。我們該如何建立、強化

生理與心理健康，才能讓自己感覺良好、才能保護自己，免受發炎的影響呢？

人體內產生的發炎，是對我們健康的一大威脅，而不健康的生活方式，是導致發炎的主因。我將會說明：生活方式和發炎的關聯性，它如何影響我們的健康，以及我們如何避免發炎。

有害的發炎是持續進行且潛伏的，你也許不知道自己體內有發炎，因而也不了解它一直在傷害你。也許你的生活方式不健康，但自我感受非常良好；不過，你有所不知的是，這是有著高昂代價的──你會提早老化！發炎會對我們的健康造成嚴重的影響──這是一項非常巧妙，相對新奇、且並未廣為人知的知識。

發炎如何生成？

發炎的生成，有許多不同的方式；然而，它最主要與

自由基的出現有關。

當我們呼吸時氧氣會進入肺部，再轉入血液循環中，輸送到體內所有細胞裡。細胞隨後利用氧氣來製造能量，以維持生存所需的功能。這過程所衍生的副產品，就是自由基。少量的自由基還是能為身體所用，然而，如果你的生活方式不健康，自由基就會大量生成。這些電子的原子團，行為就像掠奪者，傷害人體內不同的細胞，造成發炎。就像不同的器官一樣，所有細胞的組織與血管都有可能受傷。此外，我們的免疫系統也可能受損（請參閱圖一）。

長期發炎所導致的後果

隨著我們逐漸老化，自由基所造成的傷害與發炎將愈來愈明顯。免疫系統搖搖欲墜，細菌、病毒和癌細胞就能趁虛而入，大量孳生、蔓延。然而，免疫系統受到的傷害也可能使它野心過大、開始攻擊體內正常細胞。如此一來，

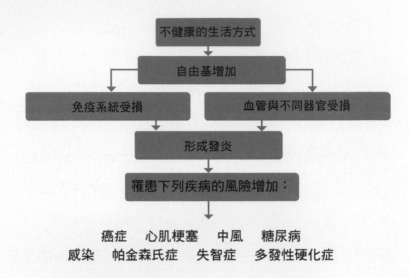

圖一：不健康的生活方式提高罹患疾病的風險

就導致了所謂的自體免疫性疾病。

　　長期發炎甚而意味著人體的組織、血管與不同器官均已受損，機能愈來愈差。總而言之，發炎會導致一系列不同的疾病，包括圖一所提及的幾項。

66　　大眾常見的疾病，
　　都有著同一根源——發炎。

如何強化體質對抗發炎？

你可以藉由選擇健康的生活方式，同時激發自我療癒
的過程來強化自己的體質，這樣就能以不同方式對抗發炎
生成與所造成傷害的反應。藉由你的生活方式，你可以自
己來決定哪一種朝健康邁進的途徑：

‧藉由促進健康、強化體質的生活方式，打造強而
有力的免疫系統。

‧藉由預防疾病的生活方式，減少自由基的生成。

‧藉由具有保護作用的生活方式，減少已生成自由
基所造成的損害。

打造強而有力的免疫系統

免疫系統存在於淋巴腺、脾臟和骨髓，以及大量在體內巡邏、追獵入侵者的不同類型白血球之中。它們藉由尋找並摧毀有害的細菌與病毒，來保衛人體，使其免受外來者的入侵。被自由基所傷害的身體細胞，可能會病變成癌細胞，免疫系統也能照料、甚而殺死這些細胞。

其中一種被稱為「自然殺手細胞」（natural killer）的特殊白血球，是免疫系統的特殊捍衛者。它們一發現入侵者，便會試圖和外來細胞接觸，釋出能穿入外來細胞內的毒素，從而摧毀入侵者。它在人體內的功能，是非常奧妙的。

我們腸子的黏膜，能與腸子裡的細菌互動，它也是一道廣泛、發展完善的免疫系統。外來物質隨著我們的飲食，不斷地進入我們體內。腸道的免疫系統，能區分出哪些物質有害健康、哪些則有益。良好的飲食與低量的壓力，就

是在腸道裡打造強而有力免疫系統的兩種好辦法。

我們可以藉由選擇健康的生活方式，建立強而有力的免疫系統。免疫細胞的數量與活動力，都會提升。如此一來，我們的身體就能有效對抗感染與癌症的擴散。

減少自由基的生成

健康的生活方式意味著：我們以一種能顯著減少自由基生成量，進而減少對免疫系統、血管與人體器官傷害的方式過日子。如此，發炎的生成量與罹患一系列不同疾病的風險，都會隨之降低（請參閱圖二）。本書將描述：我們如何藉由健康的生活方式，確保自由基的生成量顯著降低。

吸菸──導致自由基與發炎的元兇

　　談到長壽與身心狀態良好，吸菸絕對是你人生中，所能做的最壞選擇之一。吸菸，讓直接傷害血管、免疫系統、人體器官的自由基大量生成。簡而言之，吸菸會增加體內的發炎。

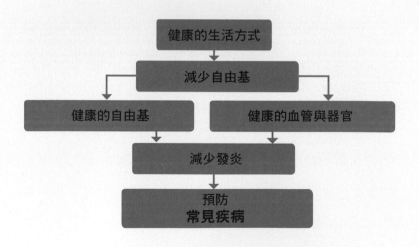

圖二：健康的生活方式能預防最常見的疾病

此外，菸的成分還包括致癌物質，導致肺部疾病、心血管疾病、癌症與一系列其他疾病的罹病率增加。總而言之，吸菸會加速老化過程。根據研究，每個吸菸者平均比不吸菸者少活八到十二年。

如果你是抽菸人士，請想像一下：戒菸、並開始過著更健康生活的情景。由於人體能夠逐漸復原，這將意味著從低於預期壽命八年，轉為高於預期壽命八年——這代表，你不只可能多活十六年，還可以活得更健康！這項知識，也許能創造做出正確決定（戒菸）所需的動力。

減少已生成自由基所造成的損害

人體針對自由基的攻擊，發展出一套防禦機制，也就是所謂的抗氧化物。由於人體內的抗氧化物產量在二十五歲之後就逐漸走下坡，我們必須藉由飲食來攝取抗氧化物。我會在稍後各章，逐步探討這項主題。

改善健康，就從現在開始！

　　假如你曾經有過、甚至現在還有不健康的生活習慣，就把過去的一切都忘記吧！你現在、明天、乃至於人生中剩餘時間的所作所為，才是重點。一旦生活方式有所改善，人體的復原和治療流程將立刻啟動，效果立竿見影。每當你開展去做任何新事情時都是如此──換句話說，行動是永遠不嫌晚的。你開始改變生活方式的哪些內容，其實沒有影響──最重要的是，你所做的要能對健康產生正面的影響。

> **66**　　　　結果將是：
> 　　　　　　你活得更久，活得更健康。

本書的主旨

我希望藉由本書顯示：生活方式對強化免疫系統、減緩並預防人體內發炎，是非常關鍵的。如果你能採納、執行這些建議，你的感覺就會更加良好，心境上也會更年輕。此外，你還能免受若干疾病的侵擾，並延後生理上老化的

研究證實

一項歷時十二年、在十一個歐洲國家所進行的大型研究，顯示了相當驚人的結果：在研究進行期間，改採更健康生活方式的受測者，將罹患癌症的致死率，足足降低了百分之六十。

研究人員也得出下列結論：據估算，在研究進行期間厲行更有益健康生活方式的受測者，其生理機能年齡比實際年齡，年輕多達十四年。

時程。

　　我希望能夠提出：你該如何過生活，才能強化你與生俱來的力量。你養成有益健康的習慣愈多，你就能健健康康、活得愈久。讓我們從最重要的小建議開始──我們來談談，體能活動的重要性。

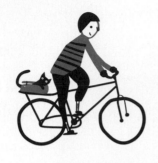

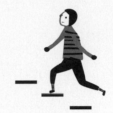

TIP 1

運動的修復力量
Rörelse föryngrar

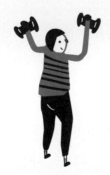

　　我們身體的設計構造就是讓我們能行動，因此，以不同方式展開體能活動，將收到一連串正面的效果。想想看——某種類型的體能活動，能夠降低三十到四十種疾病的罹病率，聽來不錯吧？然而，許多人還是認定自己沒時間運動。

　　如果你現在不花時間運動，你將來飽受病痛侵襲的時間，將會更加長久。

　　體能活動，不僅僅是延年益壽而已。它給予我們更充足的能量，使我們感到自己年輕了好幾歲。開始運動、並致力於保持適度體能活動者的老化速度，遠比久坐不動者緩慢。一個實際年齡六十歲的人，生理機能年齡可能只有四十歲；但反過來說，一個實際年齡四十歲的人，也可能有著六十歲的身體。

66 無論你的實際年齡和體能狀況如何，體能活動會讓你的身體更年輕。

　　然而請記住：唯有持續運動的習慣，體能活動才能讓你真正回春。體能活動就像生鮮食品，它不能儲存在人體內，而必須反覆、規律地進行。

體能活動如何保持身體年輕？

　　體能活動的影響擴及全身，包括心臟、血管、免疫系統、肌肉、骨骼甚至心理健康。你也需要均衡、健康的飲食，才能增強體格。體能活動將修復細胞、生成新血管增加血液循環、改善心肺功能、減少壓力激素──這將減少發炎，並強化免疫系統。

　　體能活動所帶來的正面效益包括：

延年益壽

一般來說，體能活動能夠延年益壽。多項研究都指出：規律運動者，平均約能多活八年。研究也指出：活躍人士比久坐不動者能減少早逝的風險高達百分之五十以上。

減少壓力

規律的體能活動能減少壓力帶來的症狀，使人感到更放鬆、更自在，且能用更妥善的方式來應付生活上的種種。而反過來，這都能降低人體內的發炎反應，並延緩老化。

預防失智症

研究已顯示：體能活動，能夠顯著地延緩失智症的病情發展。體能活動有助於改善長期記憶，並抑制血管的老化。

預防糖尿病

　　體能活動，能夠有效地預防導致糖尿病、增加病弱狀態、早逝的危險因子。

預防癌症

　　體能活動能預防某些類型的癌症，包括乳癌、攝護腺癌、子宮癌與大腸癌。

預防心血管疾病

　　研究已經顯示：有定期、規律運動的男性，他們罹患心肌梗塞的風險僅是不運動男性的一半。有規律散步習慣的女性罹患中風的風險，僅是沒有散步習慣的女性的一半。日常作息中保持活動者，罹患心血管疾病或早逝的風險和日常生活缺乏活動者相比，低了百分之三十。

三種良好的體能活動

　　最好的體能活動，就是真正付諸實行的體能活動。你所選擇的體能活動類型，其實影響不大，如果你進行好玩、易於執行或你自己願意選擇的體能活動，你保持活動習慣的可能性就愈高。重點在於：你要感到動力，勇於付諸實行。想到體能活動帶來的正面效應——壓力激素減少、免疫系統強化、自我感覺更良好、活力提升、思緒更加敏銳、睡眠品質改善、感到更加喜悅、身體狀態回春——也許，你就會開始嚮往散步、騎腳踏車、上健身房鍛鍊！

　　如果你想兼顧體能活動的全面性，請記住：基本上體能活動可區分為三大類：一般的體能活動、強化心肺功能的有氧運動，以及鍛鍊肌力與靈活度的運動。它們以不同方式預防人體老化。請盡可能在你的健身規劃中，涵括這三種活動。

1. 一般的體能活動

意指日常生活中的活動。它的效果良好，只要你有心隨時都可以進行。散步，在庭院裡修剪花草，將窗戶擦亮，走路去購物，盡可能走樓梯不搭電梯，只要能騎腳踏車、能步行就不開車——這一切都有助於健康。現在，愈來愈多研究人員強調，日常生活中體能活動的重要性。請選擇最適合自己的體能活動。只要增加一般性體能活動量（就算不出汗），就已經能達到體能活動所獲致回春效果的百分之四十。

2. 有氧運動

意指讓心跳加速、使你喘息、略微出汗的體能活動。快步競走和北歐式健走（編按：即使用健走杖），就是很好的例子。如果你選擇慢跑，請記住一個原則：慢跑的強

度，必須允許你能同時和你一同鍛鍊的朋友毫無困難地交
談。然而，假如你能一邊跑、一邊引吭高歌，代表跑步的
節奏可能太慢了。

　　舞蹈、打羽毛球、網球、踢足球、滑雪、溜冰、騎腳
踏車、游泳和水上韻律操，也是很好的運動。我們難以界定
某一種運動優於另一種，所以請選擇最適合自己的活動。有
氧運動也能達到體能活動所獲致回春效果的百分之四十。

3. 鍛鍊肌力與靈活度的運動

　　年過三十，我們的肌肉量就會開始萎縮，這一點必須
及時抵銷。肌肉量每增加一個百分點，就能多延長一歲的
壽命。藉由重量訓練來鍛鍊、強化肌肉，再使其保持在良
好狀態，可達到體能活動所獲致減緩老化總體效果的百分
之二十。然而，這百分之二十的效果非常重要，它涵括肌
肉與骨骼的強化，能在你進行其他類型體能活動時，減少

肌肉拉傷和關節磨損的風險。

運動量到底多少才算合適？

　　原則上運動以少量多次為佳──研究指出，每天三十分鐘的「一般體能活動」是合宜的。你可以藉由每週三天進行二十到三十分鐘的慢跑，或其他等值的體能活動，得到額外的健康效果。

　　你也可以選擇合併上述體能活動。建議針對人體的主肌群，每週至少兩次進行強化肌肉的體能活動。

研究證實

每週至少進行三小時體能鍛鍊者的生理機能年齡，比完全不鍛鍊者年輕十歲。

　　孩童到十八歲的青少年每天的體能活動量，至少應達六十分鐘。

運動是否過量？

　　我們的建議是：運動應以適量為佳。研究指出，極度劇烈的運動無助於健康，反而會增加疲勞性骨折等運動傷害的風險。馬拉松長跑員可能會引發心房顫動的心臟不適，以及臀部與膝蓋的磨損。換句話說「適可而止」的原則，也適用於運動與健身方面。如果你有病在身，在進行主要的活動鍛鍊以前，請務必諮詢你的家庭醫師。

使用計步器

　　使用計步器、檢查自己是否達到設定的目標，可以產生激勵的效果。請盡可能達成每天走一萬步到一萬二千步

的目標（相當於六到八公里的步行距離）。「久坐不動的

生活方式」，其中一種定義是：每天走動的距離低於五千步。

三十分鐘以下的能量消耗

　　假如你藉由體能活動來控制體重，那就不妨來了解一

下，不同體能活動能燃燒多少卡路里。然而，表一中的數

據只是能量消耗的估計值，因為這些數值會因個人體重，

和你如何界定「一般」體能活動的意涵，而有所不同。

修剪花草	150
散步	150
溜冰	250
游泳	350
滑雪	350
慢跑／跑步	350

表一：數種常見活動的能量消耗（單位：千卡）

體能活動能否彌補久坐不動的生活方式？

久坐不動，是愈來愈常見的問題。電視、社群網站和電腦偷走我們愈來愈多的時間。有些人在百分之九十清醒的時間裡，都是坐著不動的。日常生活中的久坐不動，已經證明是導致絕大多數主要疾病的危險因子。

久坐不動意味著我們主要的大型肌群，尤其是臀肌與腿肌，完全不被使用。這導致血液循環變差、新陳代謝降低。這將會連帶造成血糖值升高導致發炎，罹患心血管疾病、糖尿病、癌症和早逝的風險也隨之增加。

因此，每週三次運動對健康所產生的正面效益，會被久坐不動的生活方式抵銷。

一般來說，我們先前主要都在探討體能活動，然而現在我們才開始體會到，避免久坐不動的生活方式有多麼重要。

中斷久坐的習慣

　　要想根除「久坐病」，你就必須避免連續靜坐三十到
四十五分鐘。起來，活動一下，弄杯咖啡，和同事閒聊，
或做點別的事情。事實上：你只需在幾分鐘內伸伸懶腰、
活動筋骨，就足以抵銷久坐不動對健康所造成的危害。

為了你的健康，站起來吧！

　　站著工作，在瑞典近年已經成為健康新趨勢。人們開
始意識到：這樣做能減少罹患一系列由生活方式所導致疾
病的風險。因此，愈來愈多人選擇站著工作。

　　現在，許多人設置了升降式書桌，使自己能夠站著工
作。在站姿與坐姿之間變換，能讓你的身體感覺更舒服。
人體採站姿時，有害健康的血脂肪含量將減少，血糖指數

降低，發炎也隨之降低。

　　站姿為心血管的健康打造了更佳的條件。假如你將重心從其中一腳轉移到另一隻腳，也能刺激血液循環。

　　假如你站著工作，就能活化你的身體，脂肪燃燒速率隨之增加。這意味著如果你一天多站兩小時，你一年能減輕多達十公斤的體重。

研究證實

多項重大研究已經顯示：過度的靜坐（主要指完全靜止不動的狀態），將增加罹患糖尿病的、心血管疾病與癌症、進而致死的風險。而且這項結果，是不受休閒時間勤奮鍛鍊所影響的！

在一項研究中，健康的年輕人依循指示，在兩週內盡可能減少體能活動。即使是在這麼短的時間內，他們的血糖值仍然上升、心肺功能變差、血脂肪含量也增加。罹患糖尿病與心血管疾病的風險自然也隨之增加。

端粒（telomerer）位於染色體的末端，它將影響我們與我們細胞的老化。研究已指出：久坐時，端粒的長度會縮短。這意味著久坐者的壽命，將比時常活動者要短。

TIP 2

給 自 己 一 點
復 原 的 時 間
Tid för
återhämtning

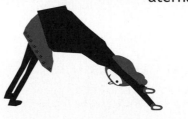

壓力較少的生活，有助於強化健康，這一點已經獲得科學證實。因此，請放鬆一下緊繃的肩膀，感受一下：

> **66 生活的真諦，不在於存活，而在於活得欣欣向榮。**

壓力所產生的反應，對我們的生存是必要的，好讓人體準備迎戰或逃難，因此它原始的用意是良善的。然而，在現代社會裡，人類已絕少必須要為生理上的存活而奮戰。可是，因生氣、處理拮据的經濟與索然無味的工作奮戰、或事情多到忙不過來而導致精神上的緊繃，一樣會啟動壓力反應。

會造成壓力的可不僅是真實的威脅而已。即使你只是想像著實際上並不存在、或許永遠不會發生的威脅或艱困處境，都會感受到相同的壓力。人體仍然會對壓力產生反應。如此一來，不管生活過得多麼順遂，只要你常想到可

能發生在自己或親人身上的意外、可能發作的疾病，或是類似的令人不安的情節，壓力就會常存你心裡。電視和報紙新聞也一直助長這種焦慮與壓力。

　　現在，我們已經知道壓力就像抽菸一樣危險。但是，壓力是生活中相當正常的一部分，人類對短期性的壓力，還是相當能容忍的。然而，在現代社會中，許多人藉由電子郵件、手機和社群網站保持連線，必須應付巨大的資訊流，還有一堆決定要做。職場的要求非常苛刻，節奏緊繃，壓力容易蔓延，進而變成長期狀態。如果你沒給自己一點復原的時間，你的健康將會大受損害。

不同類型的壓力

　　造成壓力的情況，未必都是負面的。例如，你面臨重要的大事時，壓力反應會給你額外、必需的力量，使你能

夠完成任務。

　　每個人體驗壓力的方式各有不同，面對同一情況的態度，也有所差異。使某人感到充滿壓力的情況，對另一個人來說，可能是一項充滿刺激的新挑戰。不同的應對態度，代表會讓某些人或多或少落入長期壓力之下；其他人則不視為問題，因而也就不會感受到任何壓力。

　　許多人體驗到，別人總提出難以應付的要求；然而，有時他們對自己的要求才是最大的壓力來源。假如把標準拉高，要使一切都達到完美，壓力必定油然而生。假如你根據自己的表現評估自己的價值，很容易就對自己施壓，愈做愈多，才能感到自己做得夠好。你必須要能察覺到：一個人的價值，與其表現並沒有關係。

　　在某種情況下，例如人生中缺乏夠多、有意義的任務或挑戰時，你也會感到壓力。並非出於自願的孤獨、失業或人生中缺乏目標，也會造成絕望與壓力感。

身體會有什麼反應？

　　壓力會影響全身。壓力會消耗能量與營養物質，使人體儲藏的營養物質損耗殆盡。包括腎上腺素與腎上腺皮質醇等壓力激素會釋放出來，並使血壓、血糖值與血脂肪值升高。這將導致人體內的自由基與發炎增加，免疫系統受損，

研究證實

一項瑞典的研究顯示：不為壓力所困擾的女性，比受壓力所困的女性罹患乳癌的風險少三至五倍。

另一項研究顯示：中年時飽受壓力與絕望所困的人，往後罹患失智症的風險較一般人高出二到三倍。

有些人很容易就感受到壓力。遇到塞車，他們會感到生氣、不耐；被其他人超車時，他們會破口大罵，稍有不順心，他們的怒氣就會爆發。根據中風與心肌梗塞的量測，這些人罹患心血管疾病的風險比其他人高出數倍。

罹患心血管疾病、糖尿病、感染與癌症的風險提高。短期
壓力或許不至於造成傷害，然而，你若在數週時間內、甚
至經年累月地遭受長期性、重複性的壓力，傷害就會產生。

找到對抗壓力的策略

日常運動

　　恢復元氣最理想的方式之一，就是活動筋骨。遇到壓
力時，我們很容易就忽略體能活動，想要省時間。然而，
處於壓力時期，多照顧自己的身體、多做體能活動，其實
是格外重要的。運動的好處是，壓力將導致壓力激素的濃
度升高，而體能活動會分解壓力激素，因此非常適合壓力
期。身體還能產生平靜、安詳的催產素，使你放鬆下來。

睡眠即力量

身體與大腦必須藉由睡眠進行復原，重新充電。假如你因為「沒時間」而忽略睡眠，你很快就會喪失能量與效率。你更難以解決問題，也更難以說「不」。你將更難以抵抗周遭環境的壓力，風險在於，你會被捲入其中，成為壓力的一部分。

正確的呼吸方式

沉穩、有條理地呼吸，也許就是人類最有效的抗壓工具。藉由平穩、直入丹田的深呼吸，你的身體和心智得以重新凝聚、重新激活。深呼吸時，你的血液循環將會增加，心跳頻率下降，焦慮感減少，免疫系統受到強化。不過，更主要的是，深呼吸會使你自我感覺舒暢、良好，為你帶來內心的寧靜。

學會寬恕

　　你無法改變已經發生的事情，請開始試著寬恕自己，轉念思考：我從這件事，學到了什麼教訓？然後，再進行新的嘗試。你也應該要能接受別人的道歉，寬恕一件過失，然後將問題放下。

> 66　　**學會寬恕自己與別人，**
> **能夠減少焦慮感、緊繃與有害的壓力。**

規律的復原

藉由冥想、瑜伽與心智訓練，學習放鬆，將能有效減少壓力感。許多人都體驗到：身處自然環境之中或是散步，都使人感到平靜。按摩也已被證實會釋出降低壓力的催產素。「正念」的意涵是：有意識地活在當下，不讓思緒在過去或將來游移。

請給自己幾天「輕鬆生活」的時間。和朋友聚聚，一同歡笑，享受美好時光。和你的寵物相處。看書，聽音樂或彈奏樂器，加入合唱團演唱──這些都能中斷壓力模式，使你沉澱下來。

掌握局勢

你無法掌握、不知道該如何處理的情況，是最容易導致壓力的。掌握對情勢的控制，是對抗壓力中，不可或缺

的一環。你不可能來得及處理完所有事情，只能專注於重要的任務。想辦法找到分類，或使自己不要陷入多頭馬車困境的方式。

　　一個小訣竅在於：將對你構成壓力和你必須做的事情，列成清單。它能使你對局勢一目了然，並讓你之後能專注、優先處理必須做的事情。每做完一件事，就將它從清單上刪去。看見清單上的待辦事項逐一減少，能帶給你滿足感；看到自己已經完成某些任務，則會減少壓力感。

66　掌握自己的生活！

暫停時間

　　隨時能被他人聯繫上、在臉書上發表評論、回覆所有電子郵件，都會消耗本已不存在的時間。嘗試一下：讓外

界無法聯絡上你，自己決定是否要以及何時要再與外界聯
繫。反之，你應該集中精神，規劃你自己認為應該做的事
情。

降低要求 ── 想想「已經夠好了」

假如周遭環境對你施加過高的要求，你就有必要和當
事人討論這個問題。當事人也許完全不了解，你對所提出
的要求感受非常負面；然而，你願意進行討論，而這將能
促成改變。

假如是你自己將標準定得太高，你可以試著自我檢
視、開始採取新思維。請試著了解：如果你能降低對自己
的要求，你的感受會好得多。也許，你周遭的人們見到你
更加喜悅、滿意，甚至也會感到欣喜。追求完美主義，代
價可是很高昂的。

　　　　" 想想「已經夠好了」──
這讓你的生活變得簡單，減少壓力。
你會活得更久、更心滿意足。

TIP 3

睡眠充足，
身體強壯
Sömnen stärker

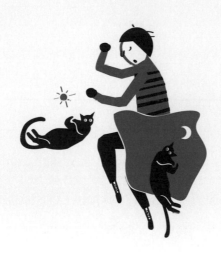

　　良好的睡眠，是保持身體健康的重要元素。晚上睡得好，隔天就能身心舒暢、表現良好。睡眠，使我們精神飽滿，我們睡眠充足時，也就更容易專心學習新事物。如今，關於睡眠對長期健康意義重大的知識，已然突飛猛進。事實也證明，睡眠是左右生活方式的重要因素。睡眠充足，能夠減少罹患一系列疾病的風險。

睡眠時所發生的事

　　睡眠是最重要的充電來源，使人體在疲勞的一天後，有機會恢復平衡。我們在白天的活動，會消耗能量，這對身體而言就是一種「磨損」。睡眠能讓我們的能量得以重建與修補，但最重要的前提還是在於我們有充足的睡眠。

　　我們的心跳、血壓、呼吸頻率和體溫都會降低。壓力減退，自由基數量減少，連帶使體內的發炎減少。同時，

免疫系統得以建立並強化，身體為全新一天的活動，做好
了準備。

睡多久才夠？

　　長期以來，八小時的睡眠時間被視為是最理想的。然
而，十年前一項美國的大型研究顯示：

> 66　　**最理想的睡眠時間，平均為七小時。**

　　驚人之處在於：睡眠太少與睡眠過量都有害健康。對
於每晚睡眠八小時以上，以及六小時或以下的人來說，早
逝的風險是相同的。

　　在瑞典一項對七萬名女性進行的研究顯示：睡眠太短
和睡眠太久的人，早逝的機率都較高（缺乏體能活動者尤

甚）。然而，長時間睡眠而又保持體能活動習慣者，早逝的風險並未高於每晚睡眠七小時者。換句話說，睡太久造成的負面影響，能由體能活動抵銷。

　　考慮到睡眠需求時，年齡是重要的因素。隨著年齡漸增，人對睡眠時間的需求逐漸減少。青少年與孩童對睡眠的需求量最大。二十歲的年輕人，可能每天需要睡眠超過八小時；然而，六十歲的人，或許一天睡眠約六小時，即已足夠。

研究證實

睡眠有助於強化免疫系統的建立，這將會降低罹患心血管疾病、糖尿病、抑鬱症和慢性疲勞症候群的風險。良好的睡眠，使我們延年益壽。

打個盹，休息一下

　　一項由兩萬四千名受測者參與的研究顯示：有規律午睡習慣的人，罹患致死心血管疾病的風險低了近百分之四十。然而，考量到避免在晚上難以入睡，在正午時分打個盹、休息一下（最理想的時間長度約為二十分鐘），是相當妥當的。

良好睡眠的小技巧

睡眠慣例

　　打造出清晰、明確的睡眠習慣。盡量使自己每天都在相同時間起床、就寢。這樣一來，你就能建立屬於自己的生物時鐘，使身體強健。

日光

如果要接受日曬，清晨和上午是最理想的時段。那時，睡眠激素（褪黑激素）的分泌量減少，人體經過重整，準備迎接白天的活動。這將強化生理時鐘，代表著夜晚的黑暗隨後能分泌新的褪黑激素。

運動

運動能釋出減少壓力的腦內啡，使你晚上更容易入睡，睡眠品質也會更好。然而，請避免在就寢前運動。

放輕鬆

晚上，在你上床就寢前，請提早做好準備。把電腦和手機關機，放到一邊去。盡量避免會讓你感到壓力的東西。

寫下你明天必須記住的事情，這樣一來你就不用費心思量，明天該做什麼。可以從事靜態活動，比如說：閱讀一本不太驚悚的書籍。訓練自己，養成在上床就寢前將一切俗務拋開的能力。讓床鋪成為一個免受工作侵擾的區域。

良好的睡眠環境

保持臥室的通風，在安靜、清爽、陰暗的房裡就寢，床鋪須保持舒適。黑暗會向大腦釋出「現在是夜間」的信號，並刺激褪黑激素的分泌。

留意咖啡因與酒精

咖啡因與酒精會干擾睡眠。咖啡因在人體內含量的減半時間，約為六到八小時。這意味著假如你在下午喝了兩杯咖啡，到了晚上影響你身體的咖啡因含量仍相當於一杯

咖啡。這樣的含量，就足以使你難以入睡。而酒精確實有助於入睡，然而，它在入睡後的階段，可是不折不扣的睡眠殺手。酒精代謝時會在人體內產生壓力，間歇性地讓人醒過來，影響睡眠品質。

打鼾 —— 一種危險信號

在睡眠時規律打鼾的人之中，有百分之十在睡眠時會出現暫時性呼吸中止。這意味著咽喉在短時間內完全處於受壓迫、錯位的狀態。暫時性呼吸中止的時間，約介於數秒鐘到一分鐘之間。

打鼾（尤其是暫時性呼吸中止）使睡眠品質變差，連帶影響生活品質。打鼾者在白天會感到異常疲勞，其記憶與專注力也會受到干擾。

睡眠呼吸中止症可能與多項重大疾病有關。血液的攜氧量減少，迫使心臟必須更賣力運作，導致血壓與壓力激

素升高。不做治療的話，負面作用將會累積，長期下來將
造成一系列重大疾病，包括心血管疾病、中風、高血壓、
糖尿病與氣喘。此外，由於疲勞，常出現睡眠呼吸中止症
者遭遇車禍的風險，比一般人高出六至七倍。

幾項貼心小提醒

* 盡可能側睡或俯睡（編按：這是對容易打鼾的人）。
* 試用能夠打開呼吸道的輔助性藥物或用品（如防
止鼻塞的貼片或鼻腔擴張器）。
* 感冒時，使用鼻噴劑。
* 避免飲酒、使用菸草與安眠藥。
* 如體重過重，請嘗試減重。

TIP 4

適可而止，
不過量的日光浴
Sola – men lagom

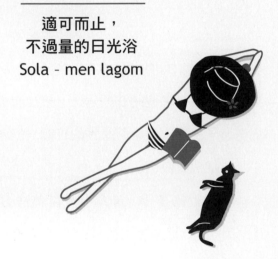

日光與維他命 D

　　我們在戶外曬太陽時，會接觸到太陽的紫外線，紫外線係由長波的近紫外線（UVA）與中紫外線（UVB）所組成。在我們的皮膚細胞直接接觸到日光時，中紫外線生成人體的維他命 D。

　　日光是人體最主要的維他命 D 來源。除了日光，我們也藉由食物如有脂魚類（鮭魚、鯡魚、鯖魚和鰻魚）、蛋類，以及富含維他命 D 的牛奶，來補充維他命 D 的含量。很有意思的是，夏季時短暫的日曬，能產生相當於五十杯牛奶的維他命 D 含量！

　　在北歐的冬季，基本上人體無法由日光製造維他命 D，這時飲食成為攝取維他命 D 的主要來源。我們也發現到，在瑞典等缺乏日照的國家，人們攝取維他命 D 的含量有可能低於標準，因此包括癌症與多發性硬化症等，許多疾病的發病頻率均較高。

維他命 D 的妙用

　　維他命 D 是一種被形容為奇異的分子，人體內許多不同的功能都需要它才能正常運作。維他命 D 有益神經系統，而由於它能預防骨質疏鬆症，它對骨質健康也有正面效益。它還能使激素分泌維持平衡，改善腸胃對礦物質與其他重要營養物質的吸收。此外，維他命 D 還能激發並強化免疫系統，有助於減少發炎，並保護我們免受以下一系列疾病的侵擾：

- 不同類型的癌症
- 多發性硬化症
- 糖尿病
- 類風濕性關節炎
- 抑鬱症
- 牛皮癬

- 骨質疏鬆症
- 傳染病
- 失智症
- 腿部血栓

研究證實

瑞典南部進行的一項研究，在二十年內追蹤兩萬九千名女性，隨後再比較她們曬太陽的習慣，以及罹患的疾病與致死率。研究結果顯示：迴避日曬的女性，罹患糖尿病與血栓的機率較高，這使她們的死亡率在二十年內，比常曬太陽的女性高出一倍。談到心血管疾病與死亡率時，迴避日曬被認定為和抽菸、久坐不動、體重過重一樣危險。

另一項研究中，來自瑞典卡羅琳醫學院（Karolinska Institutet）等醫學機構的研究人員，分析了來自十三個國

藉由日曬獲取維他命 D

將皮膚曬成健康的古銅色，是使人歆羨的目標；夏天，許多人一心想把皮膚曬成古銅色。然而，要使人體獲得足量維他命 D，其實並不需要太多紫外線。

家、超過四百萬名病患的資料。這些國家被區分為日照時數充足的國家（西班牙、澳洲、新加坡）與日照時數貧乏的國家（包括瑞典與其他北歐國家以及加拿大）。結論是：來自日照時數充足國家的人們，在多種癌症（包括胃癌、直腸癌、腎臟與膀胱癌、攝護腺癌、乳癌與肺癌）的罹病率，都顯著較低。罹病機率平均降低了超過百分之五十。這項驚人結果的可能原因被認為是陽光能夠刺激人體，產生維他命 D。

　　瑞典的夏季，只需在中午時分讓臉部與雙臂接受短暫的日曬，就可獲得一天所需的維他命 D 含量。在更接近赤道的區域紫外線更強烈，日曬的時間可以更短。換句話說：我們不需要躺在日光下、將自己烤焦，才能獲得人體所需的維他命 D 含量。否則，接受日曬太久，只會增加皮膚皺紋，甚至罹患皮膚癌的風險。維他命 D 含量的需求達到後，皮膚就會關閉其生產，因此曬太陽曬得愈久，並不能產生更多維他命 D。

藉由飲食補充維他命 D

　　由於日照角度低垂時，中紫外線會被大氣層所過濾，實際上我們只能在夏季（四或五月到八或九月期間），才能以日曬獲得足量的維他命 D。這意味著住在北半球高緯度區的北歐人，於冬季時無法以接受日曬的自然法，獲得

維他命 D。

　　缺乏維他命 D 會縮短壽命，其實人體有可能缺乏的維他命種類極少，但維他命 D 卻是其中之一。因此，冬季時以人工方式補充維他命 D，是有益健康的。只要你依循醫師建議的劑量，就不會有中毒的危險。然而，長期服用高劑量將可能導致中毒。

　　瑞典食品管理局（Livsmedelsverket）針對孩童與成人補充維他命 D 的建議劑量為每日十微克，相當於四百國際單位（internationella enheter, IE）。超過七十五歲以上的老年人，每日建議劑量則高出一倍（二十微克，相當於八百國際單位）。夏季時藉由日曬所生成的維他命 D，在入秋之際尚能於人體內儲存數週，不過其含量隨後也會逐漸減少。因此，建議在秋分後開始進食維他命 D 補充劑，直到下一年的春分為止。

關於曬太陽的小建議

　　夏季期間，請確保每日接受日曬。在我們所處的緯度，日光是相當可貴的，因此請務必儲存充足的維他命 D。要接受日曬，你並不需要穿著游泳衣、躺在沙灘上。在庭院從事修剪工作、外出散步，以及身穿短褲與襯衫、躺在吊床上的人，接受日曬所獲得的有益維他命 D，完全是等量的。

　　獲得每日所需的足量維他命 D，是至關重要的，你應該在不採取防曬措施，或者使用低度數的防曬液的前提下，接受十五到二十分鐘的日照。防曬用品會過濾中紫外線，使皮膚完全無法生成任何維他命 D。正午時分，太陽在空中的角度達到最大值，能給予最大量的維他命 D，因此請在正午時分接受日光浴。如果你整天都在室內工作，午餐時間務必出來透透氣：出來散散步，或者在日光下喝咖啡。

　　如果你有心在日光下逗留二十分鐘以上，就必須採取
防曬措施。請記住：千萬別曬傷。日曬後，請避免立刻沖
澡和使用肥皂，因為維他命 D 為脂溶性，使用肥皂沖澡會
將皮膚剛生成的維他命 D 洗掉。從皮膚生成維他命 D，到
其被人體吸收需要數小時。

　　請佩戴太陽眼鏡保護雙眼，使其免受紫外線照射，減
少罹患白內障的風險。

　　如果情況允許，到海外日照充足的國家度假，是冬季
補充維他命 D 的良方。

接受日曬，利多於弊

　　接受日曬可強化健康，使你免受許多疾病侵擾。哈佛
大學的愛德華・喬凡努奇（Edward Giovannucci）教授
早在二〇〇五年就已指出：

> **66**　　**由皮膚癌與缺乏維他命 D**
> **所造成的死亡比例為一比三十。**

　　然而，這項說法成立的先決條件在於：你得明智地選擇日光浴的策略，不能曬傷。孩提時期曾經曬傷的人，成年後罹患皮膚惡性黑色素瘤的機率較高。屬於皮膚惡性黑色素瘤高危險群的人，對於日照，必須非常謹慎。危險因子包括金髮、紅髮或多雀斑，皮膚上長著許多胎記，或親屬中有皮膚癌病史者。屬於高危險群的病患必須使自己免受日曬，並以衣物（而非防曬乳液）防曬。此外，必須注意孩童所受的日曬量。

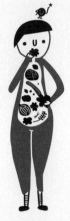

TIP 5

健康的膳食
Ät dig frisk

　　數以十萬計關於飲食的新研究，已在最近十五年來發表。然而，學界對許多方面的知識仍不盡確定，給大眾的建議也一再改變。一項原因在於：執行並解讀關於飲食的研究，是有難度的。

　　然而，在這巨大的資訊流中，學界對某些事實意見仍是一致的。顯然地，特定的飲食和健康或疾病之間，存在明確的關聯性。「人如其食」的諺語，益發被證明是正確的。飲食健康，所獲得的報酬就是更長遠、更健康的人生。

食物能防範發炎，也能造成發炎

　　本書開始時曾描述，潛伏的發炎會對人體造成傷害，並導致傳染病、癌症、心血管疾病、糖尿病與失智症。最近數年的研究已顯示，某一特定類型的飲食會藉由增加自由基數量，導致人體內劇烈的發炎。

　　然而，某些類型的飲食則能強化對我們至關重要的免疫系統，保護我們免於發炎，甚至治癒發炎。

　　這些食物包括：

1. 抗氧化物

2. 適量的 ω-3 脂肪酸與 ω-6 脂肪酸

3. 升糖指數（GI） 低的食物

4. 纖維與益生菌

1. 抗氧化物

　　食物中，存在所謂的抗氧化物，像是維他命 A、維他命 B2 與 B5、維他命 C、維他命 E、核黃素與硒等多種物質，均有抗氧化的作用，還常與銅、錳、鋅等元素進行不同的化合；這些元素的角色，因而相當關鍵。不同類型的抗氧

化物，一齊進行團隊合作，因此你必須獲得所有類型的抗氧化物，它們才能產生完整的效果。

> **66** 人體能自行製造抗氧化物，然而在年滿二十五歲時，抗氧化物的產量便會減少。因此，我們必須以飲食補充抗氧化物。

抗氧化物能克制自由基

自由基攻擊並傷害人體細胞，摧毀其功能，導致老化與不同類型的疾病。抗氧化物能發揮警衛的功能，搜尋在人體內生成的自由基，使其無法再傷害人體。只要人體內存在夠多抗氧化物，就能壓低自由基的數量。

抗氧化物還能防衛危險基因

　　另一項振奮人心的發現在於：抗氧化物甚至能決定，
我們本身所帶的特定基因是否會造成疾病。如今，學界已
經確認：某些基因與糖尿病、帕金森氏症、阿茲海默症與
不同形式癌症等多種疾病有關。鮮為人知的是：基因如果
沒有被啟動，它們就不會構成問題。啟動基因的其中一項
重要因素，就是自由基。這意味著：如果自由基的攻擊受
到抗氧化物的防範，基因就會保持被動、不具危險性。

含有抗氧化物的食物

　　水果與莓果中，含有豐富的抗氧化物。請根據自己的
喜好做出選擇，並根據季節調整。請根據彩虹的顏色法則，
選擇不同顏色的水果與莓果，如此便能攝取大量、不同的
抗氧化物。請參閱表二。

　　請特別留意其中十二種栽種時，常噴灑大量農藥／殺蟲劑，以至於只能採購具有機標識的蔬果（我將它們稱為「十二種重汙染蔬果」〔dirty twelve〕）。下表二與表三，將這些蔬果列為「選擇有機標識」（馬鈴薯也名列「十二種重汙染蔬果」，但卻不在含抗氧化物的績優名單之列）。針對這類蔬果，如果你找不到附有機標識的產品，請選擇其他未受汙染的蔬果。有時，某些冷凍蔬果也是不錯的選擇。水果乾，也是攝取大量抗氧化物的有效方式。

柳橙（有機）	杏子	野櫻莓	香蕉
黑莓	藍莓	檸檬	棗子
枸杞	越橘	醋栗	石榴
葡萄柚	覆盆子	沙棘	草莓（請選擇有機產品）
梅子	奇異果	櫻桃	油桃（請選擇有機產品）
桃子（請選擇有機產品）	李子	梨子	葡萄乾
黑醋栗	蔓越莓	紅葡萄（請選擇有機產品）	蘋果（請選擇有機產品）

表二：績優（含大量抗氧化物）的水果與莓果類

　　請確保攝取不同色澤的蔬菜，每餐均勻分配。下表三
列出了含有大量抗氧化物的績優名單。

該食用多少蔬果？

　　請把每餐都攝取蔬果定為目標。每天合適的分量為
五百至七百公克（例如，三至四份水果與二到三份蔬菜）。
假如想更精確地了解重量，不妨使用磅秤。

茄子	酪梨	葉萵苣	白色花椰菜
青花菜	球芽甘藍	豆莢	羽衣甘藍
黃瓜（請選擇有機產品）	西葫蘆	洋蔥，大蒜	甜瓜
胡蘿蔔	紅辣椒（請選擇有機產品）	大黃	甜菜
芹菜（請選擇有機產品）	蜜糖豆（請選擇有機產品）	菠菜（請選擇有機產品）	南瓜
番薯	番茄（請選擇有機產品）	高麗菜	豌豆

表三：績優（含大量抗氧化物）的蔬菜

目前，只有百分之二十的瑞典人蔬果攝取量達此標準，對大多數人來說，這是一大挑戰！請勇於嘗試新的莓果、水果與蔬菜——無論是生鮮或冷凍蔬果都相當適宜，超市裡銷售的蔬果類型，是相當廣泛的。

避免加熱

當溫度介於攝氏三十度與一百度之間時，絕大多數抗氧化物會被摧毀。如果使用微波爐加熱，可能會摧毀所有的抗氧化物。請盡可能謹慎地選擇以平底鍋炒菜，或蒸煮食材。不過，番茄是一個例外，需要一定程度加熱，才能釋出其抗氧化物（茄紅素）。因此，番茄醬、番茄膏與罐頭番茄，是相當好的選項。

其他抗氧化物來源

許多香草與香料都含有豐富的抗氧化物，請見表四。

羅勒	辣椒粉	紅番椒	咖哩
蒔蘿	薑黃	生薑	小豆蔻
肉桂	丁香	小茴香	綠薄荷
奧勒岡葉	香菜	迷迭香	鼠尾草
芥末籽	黑胡椒	百里香	

表四：績優（含大量抗氧化物）的香料

上表中相當有趣的一點是：在所有香草和香料中，就屬薑黃的抗發炎效果最好。薑黃，佔咖哩粉成分的百分之二十。例如，印度人每日均攝取薑黃，同時，研究結果也證明，印度人罹患癌症的機率，僅有同年齡歐美人士的五十分之一到五分之一（數據視不同的癌症類型，而有所差異）。難怪薑黃會被稱為「亞洲的黃金」！然而，請留意食用薑黃的同時，必須一併與薑或胡椒粉混合，否則薑

黃將無法被腸胃所吸收。孕婦與為新生兒哺乳的母親，必
須避免攝取薑黃；如果過量攝取薑黃，將會導致一系列副
作用。

由史提格・本馬克（Stig Bengmark）教授所調配的薑
黃飲品配方 ：

· 1 湯匙薑黃粉
· 1 茶匙肉桂粉
· ¼ 茶匙紅辣椒，辣椒粉或黑楜椒粉
· 1 湯匙檸檬汁
· 1 湯匙蘋果醋
· 1 湯匙橄欖油或椰子油

將上述調味料攪拌均勻，將它們倒進玻璃杯中，與
一百到二百毫升的黑醋栗汁（或燕麥奶或水，請自行
試驗你最喜歡的口味）混合，每天飲用一次。你也可
以嘗試用燕麥粥和蘋果泥或你喜歡的莓果類混合（使
它更可口），來代替這項液態飲品。

　　堅果也是相當營養的。它們含有一系列不同的抗發炎物質，更有助於人體吸收抗氧化物。堅果含有豐富的熱量和脂肪，所以每天攝取的堅果分量，以一隻手掌能握取的量為佳。下表包括了杏仁果，不過根據嚴格的植物學定義，杏仁果不能被視為堅果之一。

| 腰果 | 榛果 | 杏仁果 | 美洲山核桃 | 胡桃 |

表五：績優堅果列表

　　堅果可能含有大量反式脂肪，對血管傷害甚大。你必須特別留意已放置一段時間的胡桃，檢查一下保存期限。胡桃對日光與溫熱相當敏感，所以請將它們保存在冰箱裡。已經變色或發霉的堅果，可能含有黃趜毒素（一種致癌物）。請將它們整袋扔掉！

　　談到種籽，亞麻籽是相當營養的，還能搭配早餐的麥片食用。然而，亞麻籽就像其他含有豐富纖維的食品一樣，

會對腸胃敏感者造成一些消化問題。由於亞麻籽含有少量有毒氰化物，每天攝取量切勿超過兩湯匙。

請節制南瓜籽、葵瓜子與松籽的攝取量；這些種籽，都含有 ω-6 脂肪酸。

巧克力也含有抗氧化物，建議攝取可可含量達百分之七十以上的黑巧克力。

研究證實

兩份於近期發表的研究結果中，我們可以觀察到：大量攝取巧克力，有助於降低心血管疾病與中風的罹病率。驚人的是，這是針對所有種類的巧克力的攝取所得到的研究結果！但是，現階段仍然建議攝取可可含量至少為百分之七十的黑巧克力。

2. 適量的 ω-3 脂肪酸與 ω-6 脂肪酸

ω-3 脂肪酸

ω-3 是一種有益健康、無法由人體自行生成的多元不飽和脂肪酸。因此，我們必須藉由飲食攝取。主要存在於魚類與海鮮類的 ω-3 脂肪酸，能增加類花生酸（一種類似激素的物質）的含量；而類花生酸能發揮抑制發炎的強大功能。請參閱下表六。

鯷魚	龍蝦	帝王蟹	鮭魚
青花魚	淡菜	虹鱒魚	蝦
沙丁魚	鯡魚	波羅的海鯡魚	鮪魚

表六：績優魚類與海鮮類列表

每週多次食用魚類者，針對多種癌症的罹病機率均顯著較低。請注意：隨著時間流逝，冷凍魚肉會失去一部分 ω-3 脂肪酸含量。

　　瑞典食品管理局建議，除了懷孕期或哺乳期之外，每週最好不要吃超過兩份魚類與貝殼類海鮮。從波羅的海、瑞典西部維納恩湖（Vänern）與中南部維特恩湖（Vättern）捕獲的魚類，常含有大量生態系統累積的有毒物質（汞、多氯聯苯、戴奧辛），切勿食用。業界與政府機關也在持續爭論，是否要將養殖鮭魚列入建議清單。食用油、種籽、堅果與蔬菜中，也含有 ω-3 脂肪酸。請參閱下表七。

酪梨	奇亞籽	魚肝油	羽衣甘藍
椰子油	亞麻籽	亞麻籽油	橄欖
橄欖油	芥花油	菠菜	胡桃

表七：績優食用油、種籽、堅果與蔬菜列表

　　肉類與乳製品，也可含有足量的 ω-3 脂肪酸；然而，先決條件在於該動物或牲口必須在野外，啃食鮮嫩的青草。雞蛋也是補給 ω-3 脂肪酸的妙方，然而必須是由在戶外放養的母雞所下的蛋，才能達此效果。

研究證實

瑞典一項大型研究顯示：橄欖油與芥花子油的不飽和脂肪，能將乳癌的罹病機率降低近百分之五十。你只需要將一湯匙分量的脂肪（植物性奶油）替換為橄欖油或葵花油，就能獲得這項效果。

ω-6 脂肪酸

　　ω-6（亞麻油酸）是另一種在適量攝取前提下，有益健康的多元不飽和脂肪酸。人體無法自行生成亞麻油酸，我們必須靠飲食補給。遠古時代人類的 ω-6 與 ω-3 脂肪酸攝取量大致相等，這對健康產生正面的效益。然而，隨著文明發展，人類的飲食習慣出現巨大的改變；現代人的飲食，攝取的 ω-6 脂肪酸量是 ω-3 脂肪酸的二十倍。這

種情況下，ω-6 脂肪酸反而會導致發炎。

> **❝　　　　現代的研究人員相信：**
> **脂肪酸攝取的失衡，是導致發炎與免疫功**
> **能障礙病例增加的重要因素。**

請注意有機標識意味著該產品未噴灑農藥、未添加荷爾蒙或抗生素。然而，它卻仍可能富有大量 ω-6 脂肪酸，

應該少碰的食品清單
炸薯條、洋芋片、炸洋蔥條
消化餅、餅乾、甜食、白麵包
美乃滋、瓶裝沙拉醬
玉米油、葵花油、大豆油、棕櫚油
氫化油（反式脂肪）、植物性奶油
葵瓜子、芝麻籽、南瓜籽、松籽
使用飼料（非牧草）養殖的牲畜肉
非室外放養母雞所產的雞蛋

表八：富含 ω-6 脂肪酸的食品

而極度缺乏 ω-3 脂肪酸。因此，請留意該產品是否有「富含 ω-3 脂肪酸」或「以鮮草養殖」的標示。

富含 ω-6 的食物，請見表八。

3. 選擇升糖指數（GI）低的食物

人體需要碳水化合物，以獲取能量，而碳水化合物分為快速與慢速二種。升糖指數（GI）是量測血糖值在用餐後升高的指數，請參閱下圖三。

如果你選擇升糖指數低的食物（亦即慢速型碳水化合物，參閱表九），你的血糖值與體內胰島素將緩慢（或以適當的速率）上升，在體內造成的發炎也較低。

迅速釋放熱量的食物與飲料（亦即快速型碳水化合物，參閱表十），升糖指數很高。這意味著：血糖值與胰島素濃度都會飆升，提高體內發炎的程度。升糖指數高的

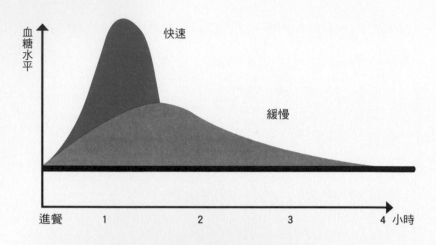

圖三：快速型碳水化合物（高升糖指數）會導致血糖值飆升。慢速型碳水化合物（低升糖指數）則僅會微量或適量提高血糖值

食物，因而增加癌症與其他若干疾病的罹病機率，導致動脈硬化與心血管疾病，也有導致糖尿病與失智症的形成。

請不要只聚焦於某一種食品的升糖指數。一方面，單一食品的升糖指數數值會隨著和其他不同食品搭配、組合

低升糖指數的優質列表
甜橙
（新鮮且經乾燥處理的）杏子
（未熟透的）香蕉
莓果，包括藍莓、黑莓、覆盆子、櫻桃、蔓越莓和紅醋栗等
檸檬
葡萄柚
草莓
花生
櫻桃
桃子、李子、梨子
葡萄
蘋果
豆類，包括腰豆、大豆、四季豆、白腰豆等
豌豆
扁豆
洋蔥
含多重穀類的粗麥麵包與天然酵母麵包
全麥早餐粉、麥麩片、天然（加入堅果與果乾）麥片等穀類麥片製品
全麥
燕麥粥
糙米、玄米
黑巧克力（可可含量為百分之七十以上）
天然優酪乳
堅果、杏仁

表九：含有慢速型碳水化合物的食品與飲料

高升糖指數，最應避免的食品列表
（熟透的）金黃香蕉
包括法式長條麵包、漢堡麵包、牛角麵包、烙餅、無麩質、非全麥薄脆餅乾、口袋餅、吐司、茶餅和白麵包
北非小米
穀類製品，包括玉米片、燕麥片、早餐麥片、美式爆米香
烤馬鈴薯、馬鈴薯泥、炸薯條、薯條
鬆餅
糖果
甘草糖
糖漿、糖、紅糖
果醬
蜂蜜
冰淇淋、冰棒
雪酪
含糖飲料、如汽水、能量飲料、果汁和運動飲料
提神飲料
啤酒，甜酒

表十：含有快速型碳水化合物的食品與飲料

和烹煮方式而有所不同；另一方面，我們真正該注意的，
是一整頓飯的升糖指數總值。

4. 纖維與益生菌

膳食纖維

　　膳食纖維是無法在小腸內分解、進入大腸時，大致上
未被消化的碳水化合物。某些纖維會誘發腸胃蠕動，讓消
化過程更有效率。其他類型的纖維則使血糖值更平穩，並
降低血脂肪濃度。

　　在我們的腸道中，存在著大量的益生菌。它們從食物
中汲取重要的營養物質，再轉化讓身體吸收營養物質，使
身體維持健康及感到舒適。藉由充滿膳食纖維、對益生菌
有益的飲食（請參閱表十一），我們就能讓這些寶貴的益
生菌免疫系統成為最佳的合作伙伴。

研究證實

美國的一項研究，在十年內追蹤七萬五千名女性。研究結果指出，食用含有豐富纖維的全麥產品，能降低罹患心血管疾病的機率。

提高膳食纖維的攝取量，還能降低糖尿病、大腸癌、直腸癌與乳癌的罹病風險，達到延年益壽的成效。

大部分歐美國家人士，攝取的纖維還不到建議總量的一半（例如，每天三片全麥麵包）——這意味著我們很容易就生病。增加纖維的攝取量，我們就能強化自己的體質。

益生菌

每日攝取益生菌（如乳酸菌、嗜酸性乳酸菌、比菲德式菌），也對腸胃菌群有益。有害的細菌會釋出毒素或肉

全麥產品

碎小麥	燕麥粥	全麥麵包	全麥穀片
全麥製義大利麵	糙米	小米	天然麥片
黑麥穀片	小麥胚芽	藜麥	

蔬果與種籽類

青綠色（未熟透的）香蕉	豆莢	菊芋	薏苔
亞麻籽	扁豆	胡蘿蔔	韭蔥
紅蔥	蘆筍	大蒜	豌豆

表十一：富含纖維的績優食品清單

毒素，它們進入人體內，就會導致發炎。對此，纖維與益生菌能提供防護，抑制慢性病的病情，為我們延年益壽。

益生菌存在於優格、酸奶與酸菜等酸性的發酵食品中，甚至還存在於洋蔥與番茄中。

許多含纖維的產品可大量攝取，而有些則必須適可而止。問題在於：它可能導致氣體生成，害得腹部腫脹，甚

至疼痛。個人間差異甚大，所以你必須自行嘗試。

關於膳食的其他建議

肉類是重要的蛋白質來源──然而，請謹慎選擇

　　肉類提供蛋白質與許多營養物質，也是鐵質的重要來源。然而，研究已經指出：紅肉（亦即豬肉、羊肉、牛肉）會增加大腸癌與直腸癌的罹病風險。醃製肉食品對這幾種癌症的罹病率，影響更是明顯。至今，學界仍不明白紅肉與醃製肉食品的哪些成分會增加大腸癌與直腸癌的罹病機率。可能有不只一項因素，共同導致這樣的結果。當中的因素包括了脂肪、亞硝酸鹽、鹽分、亞硝胺、病毒，以及肉類中存在的鐵質類型。

　　建議你選擇：

・雞肉、火雞肉或其他飛禽／鳥類的肉品。

・野味肉。

・以牧草餵食的牛肉。

節制攝取量

目前醫學界給大眾的建議是：每週限制攝取三份分量
正常的紅肉。此外，更應節制加工肉類的攝取量。加工肉
製品的定義為：經亞硝酸鹽加工、煙燻或以其他方式醃製
保存的肉品。香腸、培根肉、義大利蒜味香腸、煙燻火腿、
鵝／鴨肝醬與類似豬血糕的黑布丁，都在此列。

瑞典食品管理局的建議是：每週的紅肉與加工肉製品
的總攝取量，不應超過五百公克。在此分量中，加工肉製
品的攝取量更應被節制。

避免以工業方式生產的反式脂肪

學界一致同意以工業方式製造出的氫化與部分氫化脂肪（意即所謂的反式脂肪〔transfett〕），對人體有害。它們對血脂肪有負面影響，並構成罹患心血管疾病與癌症的高度危險因子。

反式脂肪有一大輕便、實用的好處：它們不會腐臭，因而被用來製造許多在超市貨架上擺上數週、甚至數月的食品。換句話說，使用這些有害人體的反式脂肪，背後存在商業動機。

要想避免反式脂肪，你就必須詳讀食品成分標示。請避免一切成分標有「氫化脂肪」或「部分氫化脂肪」的產品。有時標示會以「植物性脂肪」來隱藏氫化脂肪存在的事實。因此，購買標明脂肪類型或明確標示不含反式脂肪的產品，不失為明智之舉。進口的餅乾與消化餅，可能含有相對大量的反式脂肪，請多加留意。

66　　購買蛋糕、餅乾、小麵包、威化餅、

　　美乃滋、冰淇淋、餡餅、肉餡餅、披薩、

　　洋芋片以及薯條等油炸食品時，

　　　　　請特別留意。

研究證實

丹麥政府對食品中所含的工業性反式脂肪，進行了限制；
其後，丹麥人口因心血管疾病所導致的死亡率和同一時
期內其他國家相比，下降最為明顯。

天然的反式脂肪

　　天然的反式脂肪，存在於堅果類（因此，請格外注意
已經擺了一段時間的胡桃），以及來自牛與羊的乳製品與

肉製品。天然的反式脂肪是否和工業方式製造的反式脂肪一樣危險，迄今仍有爭議——瑞典食品管理局認為兩者同樣危險，但許多學者卻不這樣認為。

飽和脂肪究竟是福是禍？

飽和脂肪存在於巧克力、糕餅類食品、冰淇淋、全脂乳、奶油以及奶油製的塗抹食品、棕櫚油、椰子油、乳酪、油脂、肉類和香腸、培根肉等加工肉製品中。

長期以來，食用飽和脂肪一直被視為有害健康。然而，建議低量攝取飽和脂肪的風險，在於我們以快速型碳水化合物來替代飽和脂肪。這會造成胰島素濃度過高，血糖值高居不下，導致全身多處發炎，進而加速人體老化。我們反而需要增加攝取有益健康的脂肪與油脂，才能感到健康又飽足。

近年來，若干研究已經指出：飽和脂肪對人體的危害，

可能不若人們過去所想的大。例如，有些學者認為奶油對
健康的影響，比人造奶油來得小。

　　學界針對牛奶與乳製品的建議，也各有出入。然而，
多項研究已經指出：優格、酸奶等酸化的乳製品，由於其
中的益生菌和乳糖較少，因而優於一般牛奶。

總的來說

> ❝ **攝取充足、有益健康的食品，
> 你的身體就能因應自如。**

　　這是瑞典隆德大學（Lund University）研究臨床心血
管問題的專家彼得．尼森（Peter Nilsson）教授所提出的
建議。這意味著：假如你每餐都攝取了蔬菜，體內就有足
量的抗氧化物，來對抗剩餘部分飲食所生成的自由基。這
也意味著：即使你在食材選擇上有所疏忽，你還是能同時
藉由攝取優質的食品，降低傷害與風險。

　　食用升糖指數高的食品，道理也一樣：如果你同時攝取升糖指數低的食物，所造成的損害就會減少。這使該頓飯的總升糖指數，仍然有所下降。假如糖分和蔬菜或有益健康的脂肪一同被攝取，人體內對糖的吸收就會延緩，血糖值與胰島素濃度會更平均分布，發炎的嚴重度也將下降。

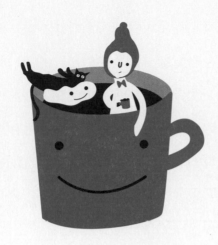
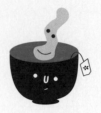

TIP 6

選擇正確的飲品

Välj rätt dryck

　　食物並不是延年益壽、保持身體健康的唯一因素，某些飲品也能促進身體健康。人生中最重要的第一號飲品，白開水當之無愧。我們不吃東西，還能存活多日；然而，一旦沒了水或其他流質飲品，沒過幾天就會產生併發症。

　　藉由攝取足量的流質飲品，我們能為全身創造出健康的環境。我們每天攝取的流質飲食量若過低，會導致身體持續以脫水的狀態運作，這是許多症狀與疾病的根源。我們每天攝取的流質飲食量若達到建議值（一點五公升），就能保持較佳的整體健康。

　　除了清水以外，其他飲品主要包括咖啡、茶與酒精。

咖啡

　　全球所有國家中，瑞典人的咖啡攝取量高居第二（第一名則是芬蘭）──而我們也確實應該繼續這樣做。咖啡的成分包括咖啡因與抗氧化物，多項研究也顯示：咖啡有

益人體健康。咖啡因有提神之效，抗氧化物強化免疫系統、防止發炎。

　　一杯咖啡含有一百至一百五十微克的咖啡因；一杯咖啡的提神效果，能維持數小時之久。這能說明：有些人假如在下午、近傍晚時分喝了咖啡，晚上會難以入睡。

　　許多的科學證據能佐證：適量的咖啡（每日三至四杯），有益人體健康。因此，如果你本身喜歡喝咖啡、而咖啡又不至於造成胃部不適或其他副作用的話，的確是值得建議的。然而，請特別留意含有大量糖分與飽和脂肪（牛奶、奶油）的「咖啡飲品」。許多人在喝咖啡的同時，也同時會進食不健康的糕餅。

　　研究顯示：就連不含咖啡因的咖啡，對人體健康都有幫助。因此，學界對咖啡真正有益健康的成分，迄今尚未有定論。不過，有益健康的效果，主要或許還是來自抗氧化物（請參頁 75）。

研究證實

減少罹患糖尿病風險

美國一項在二十年內追蹤十二萬五千名受測者的大型研究顯示：不管受測者在參加研究前每天的咖啡攝取量是多少，每天多喝一杯咖啡能降低罹患糖尿病的風險。

在一項規模更大、涵括約四十五萬名受測者的研究中，每天攝取三到四杯咖啡的受測者罹患糖尿病的機率，比每天攝取兩杯以下咖啡的受測者，低了百分之二十五。

減少中風的危險

一項在二十多年來追蹤八萬多名女性的研究顯示：每天攝取二到三杯咖啡者中風的機率，比幾乎不喝咖啡者低了近百分之二十。有趣的是，就連不含咖啡因的咖啡，也有助於降低中風的機率（不過，其效果略低於含咖啡因的一般咖啡）。

降低罹患阿茲海默症的風險

一項瑞典與芬蘭共同進行的研究指出：每天攝取三到五
杯咖啡的中年人，日後罹患阿茲海默症的風險，比每天
攝取兩杯以下咖啡的中年人低了約百分之六十。根據研
究小組的探討，可能的原因為：咖啡含有大量抗氧化物，
能對大腦產生保護作用。

降低罹患帕金森氏症的風險

研究顯示，咖啡因能降低罹患帕金森氏症的風險。在
二十年來，每天攝取三杯咖啡者，罹患帕金森氏症的機
率，僅有攝取三杯以下咖啡者的一半。

降低癌症復發的風險

瑞典南部隆德（Lund）一項研究顯示：每天攝取超過兩
杯咖啡的女性，乳癌復發的風險較低。另一項研究則指
出，喝咖啡有助於降低大腸癌的復發率。

茶

　　茶與咖啡都含有咖啡因，整體上具有提神效果。一杯茶約含有四十至五十微克的咖啡因，咖啡因含量約為咖啡的一半。這點適用於紅茶、綠茶與白茶，而南非茶（rooiboste）與草本茶則不含咖啡因。

　　紅茶、綠茶與白茶甚至含有大量抗氧化物，防止發炎，保護免疫系統。因此，茶與咖啡都能減少罹患糖尿病、心血管疾病與中風的危險。一杯茶所含的抗氧化物分量，相當於兩顆蘋果或七杯柳橙汁。然而，草本茶並未含有大量抗氧化物。瑪黛茶（Yerba）含有大量抗氧化物，但咖啡因含量較少。它被視為對健康具有特別正面的效益。

酒精

　　酒精是備受討論的對象，它有助益但也有壞處。然而，學界一般咸信：規律、少量的飲酒，有助於健康，並能減少一系列疾病的罹病率。然而，過量飲酒將導致多種疾病，以及早逝。總體人口的百分之十，卻佔總飲酒量的百分之五十；由酒精所造成的嚴重問題，也充分反映在這百分之十的群體上。

　　那麼，適當的平衡點在哪裡？首先，直到你進入心血管疾病罹病率提高的年齡層（意即中年），酒精的攝取才有助健康。對年輕人的健康而言，酒精毫無助益。

　　其次，唯有能適量飲酒者，才能獲得酒精對健康的正面效益。因此，酒精是否該被列入有助於健康的生活方式，完全是因人而異的。飲酒若只是為了買醉，將完全摧毀酒精對健康的正面效果，還會造成酗酒，以及嚴重的醫療與社會問題。

假如一名男子與一名女子攝取等量的酒精，女性血液中酒精濃度（千分比）將高於男性。原因在於，我們飲酒時酒精會被體內的水分所稀釋。女性的平均體重低於男性，因而體液也較少。此外，在肝臟內分解酒精的系統，同時也分解女性激素（雌激素），這導致女性肝臟分解酒精的速率較慢。這些不同因素相互影響，意味著男性與女性的飲酒量與酗酒高危險群的界限是不一樣的。

酒精攝取的成癮量界限

男性：每週十四杯葡萄酒

女性：每週九杯葡萄酒

同一飲酒場合的飲酒量界限

男性：四杯葡萄酒

女性：三杯葡萄酒

如要精確計算不同類型含酒精飲品與葡萄酒酒精強度之間的關係，請參考下列公式：

一杯葡萄酒（150c.c.）= 一小罐啤酒（330c.c.）= 40c.c. 含酒精飲料

紅酒是否有益健康？

紅酒含有許多種類的多酚，包括超級抗氧化物白藜蘆醇。葡萄皮和葡萄籽會生成白藜蘆醇，並一起進行發酵。白酒在製造過程中，會除去葡萄皮，因此它所含的多酚種類較少。白藜蘆醇對已知能防止健康細胞老化的基因，產生正面效益，而它還能遏制癌細胞擴散。葡萄酒成分中的其他類型抗氧化物能遏阻發炎，進而保護免疫系統。就連不含酒精的葡萄酒，都含有抗氧化物。黑品諾（Pinot Noir）葡萄酒，含有最大量的白藜蘆醇。然而，大原則是

研究證實

減少心血管疾病的罹病風險

多項大型研究顯示：中老年人規律、適量或微量攝取酒精，能顯著降低心血管疾病的罹病率與致死率。

瑞典保健技術評估委員會（Statens beredning för medicinsk utvärdering, SBU）一份評估報告指出，規律適量飲酒的糖尿病患者罹患以及死於心血管疾病的機率，均低於未飲酒的糖尿病患者。

減少糖尿病風險

芬蘭一項在二十年內，追蹤一萬一千多對雙胞胎的研究顯示：適量飲酒（例如，每天一至兩杯）能將男性罹患糖尿病的風險降低百分之三十，女性則為百分之四十。

減少風濕疾病的風險

北歐一項研究顯示：規律飲酒者罹患風濕性疾病的機率，比不飲酒者低了百分之四十到百分之五十。

色澤愈深、愈質樸、愈乾燥的葡萄酒，抗氧化物含量愈多。在法國，人們都以紅酒互敬，並說：「我們為了您的健康，乾杯！」（a votre santé）。

結論

適量飲酒、並盡量選擇紅酒，很可能有助於中年以上人口的健康。然而，質疑酒精有益健康的研究報告也一再出現。換句話說：我們需要進一步研究，才能針對這個問題取得更確切的答案。

無論如何，每天飲酒並不盡然是個好建議。對某些人來說，即使只是微量、適量飲酒，都有成癮的風險。因此，你對自己身體在飲酒後所產生的反應，必須有所覺察。

假如你原本就滴酒不沾，更沒理由僅為了「減少罹患疾病的風險」就開始飲酒。考量到酒精的害處，你可以選

擇其他更不具危險性的方式來促進健康。

　　酗酒與成癮行為，永遠是有害的，它將導致許多疾病以及早逝。

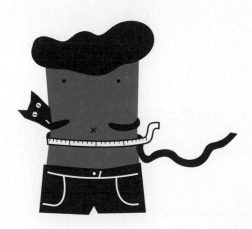

TIP 7

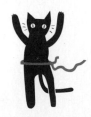

注意體重

Ha koll på din vikt

　　一項與許多人有關、卻又容易激起情緒的健康問題，就是體重增加。市面上關於不同類型飲食的節食勵志書與雜誌，可謂多如牛毛。然而，就算關於營養、飲食與由過重所導致健康問題的資訊多不勝數，體重過重人口的比率還是持續增加。

　　體重過重會加速人體老化。過重與肥胖都會使發炎增加，改變腸胃中的細菌叢，將使導致發炎的毒素（例如內毒素）在人體內散布。這引發高血壓、糖尿病與心血管疾病等問題。體重過重者也是癌症的高危險群。

節食風尚，絕非解決之道

　　瑞典全國醫療福利委員會（Socialstyrelsen）與保健技術評估委員會均指稱，所謂「理想的節食減重法」是不存在的——不管是哪種節食手段，經過一段時間後體重都

會回到原狀。一次次減重、增重的過程，對身體構成壓力，並加速老化。

　　唯有導入健康飲食與規律運動習慣，並終生厲行，才能順利減重，並保持理想體重。

何謂正常體重？

> **66　你無須一味競逐瘦身、苗條的目標；
> 然而，避免過重，就能助你延年益壽。**

BMI 體指數

　　考量到身高與體重之間關係的 BMI 體指數，是計算體重最常見的算法（全身有大量肌肉者，則不適合使用 BMI 體指數）。

BMI 體指數的算法

將體重（單位：公斤）除以身高（單位：公尺）的平方。

例如：某人體重七十公斤、身高為一點七五公尺，其 BMI 體指數為二十二點八。

$$\frac{70}{1.75 \times 1.75} = 22.8$$

成人 BMI 體指數	
過輕	低於 18.5
正常	18.5 - 24.9
過重	25 - 29.9
肥胖	30 以上

累積在腰部附近的脂肪，對健康極為有害；腹部累積脂肪，比起整體身體過重還要危險。

> **研究證實**
>
> 研究顯示：腹部脂肪和儲存在大腿等處的脂肪，種類是不同的。腹部脂肪細胞相當活躍，易受壓力影響，此時脂肪酸便會分解，進入血液中，進而對心臟、血管、肝臟與胰腺造成傷害。腹部肥胖甚至會影響胰島素的效率，導致發炎物質生成。這會提高罹患心血管疾病、高血壓、中風、糖尿病及多種癌症的機率。

測量腹圍的方法

　　一種迅速檢查體重的方法，就是用捲尺圍住腹部。捲尺應置於肚臍眼下方約兩公分處。請確保捲尺的平直，不要讓它彎曲。量測時，請緩緩地呼氣。

　　腹圍每超出健康值一公分，就是增加處於罹病狀態的風險。

男性數值	
94 公分以下	健康
介於 94 與 101 公分之間	可能有害健康
101 公分以上	明顯有害健康

女性數值	
80 公分以下	健康
介於 80 與 88 公分之間	可能有害健康
88 公分以上	明顯有害健康

腹部高度

一種量測具危險性腹部脂肪（深入腹部各器官之間的脂肪）的新方式，就是仰面躺在地上測量腹部的高度。面

朝上、雙膝微彎躺在堅硬的地板／基座上，使腰椎接觸地板。將一把尺（或水平尺）橫放在肚子上與肚臍同高。以另外一把尺或摺尺，測量肚子上那把尺與地板／基座之間的高度。請勿屏住呼吸，並在緩緩呼氣時進行量測。

健康數值	
男性	22 公分以下
女性	20 公分以下

注意體重──幾個一般提醒

重點在於：

· 採取全新、良好的飲食與生活方式

‧不要對特殊飲食或節食風尚寄予期望

‧你要想的是：飲食要適量、定量、規律化與富營養。如此一來，你自然就能達成減重的目標。

食不過飽，飲不過量

過去二十年間，每個人飲食的平均分量增加了一倍；今天，我們對自己的飲食分量，已然失去控制。鬆餅的體積是過去的三倍大，漢堡的體積也暴增三倍。分量之大，引誘我們愈吃愈多。

對待食物的良好方式，就是食不過飽，請先從適量做起。你要想著，把分量裁減為三分之二。如果你原來每餐吃三顆馬鈴薯，請改拿兩顆。這並不是什麼重大犧牲，但如果你把累積的差額加乘起來，一個月就少吃了三十到四十顆馬鈴薯。這對你的腰圍是有益的！把披薩餅切開，三分之二個披薩餅，就足以讓你吃飽；一塊巨大的肉桂捲，

所包含的熱量，相當於一整頓午餐！

慢食，不加量

　　你要注意：舉足輕重的，不只是你吃了什麼，還包括你怎麼吃。假如你狼吞虎嚥，你就來不及感到飽足感；由於你還想吃更多，很容易就會為自己再加量。結果呢？除了體重上升以外，也對你的消化道造成過度負擔，擾亂腸胃與食物在腸道內發酵的流程。此外，你在暴飲暴食後，也會感到疲倦不已。

　　假如你細嚼慢嚥，讓自己有時間享受每一口的嚼勁，你就會察覺到胃囊被填飽、大腦會收到胃部傳來的飽足訊號，告訴你：該適可而止了。腦部會在十到十五分鐘後，接收到飽足訊號；如果你能夠等待這種飽足感出現，之後就更能適可而止，不再增加菜量。

選擇優質食品

不要在飢餓狀態下購買食品！你可能會把速食買回家，而不是需要時間烹調的食材。

之後，請以蔬菜、水果代替含大量卡路里的食品。請改吃升糖指數低的食品。它能給你持久的飽足感，減低在下一餐前的飢餓感，使你在下一餐時分量吃得較少。

請避免喝啤酒和汽水，改喝水。

在你吃下糕餅以前，請三思

觀察燃燒某種飲食熱量導致你必須從事的運動（快步競走或慢跑）量，是非常有趣的。然而，請注意：由於每個人體重不同，以及對「一塊」蛋糕等詞語的不同理解（請參閱表十二），下表的數字只是近似值。

飲食類型	距離
1 杯咖啡（不加糖）	0 公里
150 毫升低濃度啤酒	0.8 公里
一小塊餅乾	1.0 公里
150 毫升烈啤酒	1.4 公里
150 毫升葡萄酒	1.5 公里
十片洋芋片	2 公里
十五顆鹹花生	2 公里
十根薯條	4 公里
一塊丹麥點心餅	6 公里
一個漢堡	8 公里
一塊餡餅	8 公里
一塊蛋糕	8 公里
一塊披薩	10 公里

表十二：攝取食品量，以及必須競走／慢跑，以燃燒其熱量的距離

　　在你喝咖啡、準備吞下糕餅或丹麥點心餅時，上面這些數字或許可以讓你三思！

檢查體重

當你改變生活方式、開始思考更健康的體重時，不妨設定標準值──體重計顯示的數值是多少？體重計會直接反應狀況，以及你是否該修正、增重或減重。如果你已經開始改變飲食習慣，想在幾天後檢查狀況，站上體重計一量就會得到答案──也許減少了幾百公克。你會受此鼓舞，繼續改變生活方式，而後再重新檢查。這樣一來，你就能迅速了解：該採取什麼樣的飲食與生活習慣，才能保持理想體重。

如果你同時開始運動，身上就會長出更多肌肉，而這實際上會讓你增加體重。不過，這時腰圍就是很理想的指標，能反映現在腹部脂肪是否已減少，而你的肌肉更多、更結實。這樣一來，你就朝健康跨出了一大步！

如果你不檢查體重，你的飲食和生活方式，可能會讓你的體重每週增加幾百克。這樣的過程，每週不斷發生，

不知不覺，使你完全不察——直到你突然間意識到，自己
已經多了十公斤。

> **66   藉由注意體重，**
> **你就能終其一生保持明智、優質的飲食習**
> **慣，減輕體重，還能延年益壽。**

幾項重要忠告

- 買個好一點的體重計
- 養成量體重的習慣
- 發現體重有上升趨勢時，立刻改弦易轍
- 記錄體重，設定目標

短期禁食

「一週兩天輕節食」是一種頗受歡迎的短期禁食法。這意味著，每週兩天嚴格限制卡路里攝取量，其餘五天則正常進食。

另一種短期禁食法，是「間歇性斷食法」。這意味著：從當天下午六點到隔天中午十二點，完全不進食。

禁食對體重與糖尿病的病況有正面效益，並降低血壓、血糖與血脂肪指數。禁食時，人體會使用現有的體脂肪做為燃料來源，而非糖分。如此一來，糖尿病和心血管疾病的罹病風險就會降低。

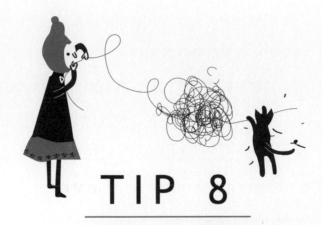

TIP 8

口腔健康，帶來整體健康
Munhälsa ger allmänhälsa

牙齦發炎，有害血管健康

　　長期以來，心血管疾病與高血壓、吸菸、壓力、糖尿病與肥胖之間的強烈關聯性，已廣為大眾所知。口腔衛生欠佳、吸菸與飲食不良的習慣之間，也存在著相關性。然而，許多人對牙齦發炎與人體血管疾病之間的關聯性，卻感到訝異不已。口腔衛生，是如何影響血管健康呢？

牙齦出血：警訊

　　現在，我們已經知道：伴隨著牙齦出血的發炎，常會導致嚴重的牙周病，長期會造成齒位鬆動。如果蛀牙情況嚴重，也會讓牙齒以及牙齒周圍造成發炎。如果放任這些牙齒疾病的病情惡化、不加以處理，牙齦便會長期發炎，導致細菌不斷進入血管中。這種發炎不僅影響口腔，更影響全身。發炎會持續數週、數月甚至數年，會損害血管，

進一步增加心肌梗塞與中風的風險。

> **研究證實**
>
> 一項研究顯示：患有牙齦發炎與蛀牙的人，死亡率比沒
> 有這些疾病的人士，高出百分之二十到五十。原因在於
> 這些患者更易罹患心血管疾病與中風。

> 66　　　　只要使牙齦免於發炎，
> 　　　　預計就能多活六年以上。

如何預防牙周病與蛀牙

　　定期接受牙醫檢查。這樣，你就能及早抑制與牙齒有關的病情，你需要接受的治療措施規模較小，數量也會較少。牙醫在進行檢查時也會提供個人建議，以及關於飲食與保持口腔衛生的方法。

　　請記住幾個關於「二」的規則：以兩公分的含氟化物牙膏，每天刷牙兩次，每次至少兩分鐘。

　　牙縫間的清潔和刷牙一樣重要，你應該每天厲行這點。對某些人來說，牙線在使用上可能較為不易，你可以根據自己牙縫的密度，從眾多不同的牙籤、牙線、針對牙縫清潔的小牙刷，挑選適用的產品。要預防牙周病和蛀牙這是最重要、卻也是最容易被忘記的工作。

　　請避免在正餐之間吃大量的零食、糖果及其他類似甜食，因為你每次進食，細菌就會在口腔裡將糖分分解為酸液，足以腐蝕牙齒的琺瑯質。你每次攝取糖分（不管數量

多寡）後三十分鐘內，口腔內會呈酸性反應。假如你一天
分別吃六顆糖果，糖分攝取量雖少，口腔內呈酸性反應的
時間，卻將長達三小時！這會造成蛀牙，假以時日更將導
致牙齦紅腫。

　　許多藥物的副作用是導致口腔乾燥，這會降低對牙周
病的抵抗力。用清水漱口是舒緩症狀簡單又有效的方法；
你亦可到藥局購買潤口糖或口腔噴液劑。

　　一段宣導使用牙線的廣告，提出下列充滿智慧的問答：

66　　問：該在哪幾顆牙齒的牙縫間，
　　　　　使用牙線？
　　　　答：你想保留哪些牙齒，
　　　　　就在它們之間使用牙線！

假如你每天晚上站在鏡前、清理牙縫時想到這一點，

也許你就會更有動機，不遺漏任何一處牙縫！反之，你會為自己藉由保持牙齦健康，使身體免於發炎，感到喜悅不已。

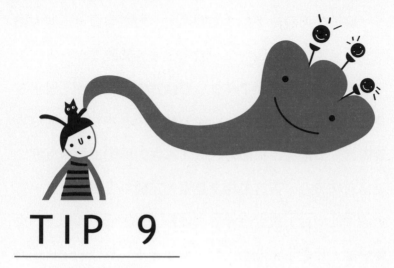

TIP 9

當個樂觀主義者
Bli en optimist

　　關於如何看待半杯水的問題，能夠輕易顯示一個人如何——樂觀地或悲觀地——看待生命。樂觀主義者會往正面想：「真好，還剩半杯！」悲觀者則往短處想，集中在負面角度：「水快沒了。」論及健康，看待人生的態度意義重大。樂觀者不只活得較久，專注力與記憶力會更好，更富有好奇心，更容易結交朋友，在職場上更有成就，有更愉快的生活。感受到希望與樂觀，是構成心理健康的重要拼圖。我們生來就有一股不僅要存活、更要過好日子的動力。

樂觀主義者為何較長壽

　　樂觀主義者專注於找到解決方案，悲觀主義者則專注於問題上。問題或挫敗浮現時，樂觀者集中精力於「該怎麼解決」，從而見到眼前成功的契機。因此，壓力感、挫

折感與無力感不會浮現，因而能避免血糖值升高、發炎增加與對免疫系統的傷害，進而抑制癌症與心血管疾病。然而，悲觀主義者則專注在擔憂、使自己感到不安、壓力沉重，這會導致發炎增加與早逝。

研究證實

在一項擁有五千名受測者的研究中，研究人員調查受測者的心血管狀態與其樂觀程度。結果顯示：樂觀看待人生者心血管健康的機率，比悲觀者高出一倍。樂觀者的血糖值與血脂肪數值，均較為理想。

另一項研究，則追蹤一百二十名最近第一次心肌梗塞發作的男性。二十五名最悲觀的受測者中，高達二十一名在八年後死去。然而，在二十五名最樂觀的受測者中，僅有六人在八年後去世。

每十個早逝者，就有七人是悲觀主義者。

> ❝　樂觀者比悲觀者長壽；各項研究已經指
> 出，存活的歲差可多達七年。

樂觀者與悲觀者的特徵

　　樂觀者總在所有問題之中，看到解決方案；悲觀者則
在所有解決方案之中，看到問題。

　　樂觀者說：「如果我願意，我就能辦到。」

　　悲觀者說：「我辦不到，還是放棄算了。」

　　樂觀者說：「這當然很難，不過總是可能的。」

　　悲觀者說：「也許有可能，但是實在太難了。」

　　樂觀者說：「今天天氣真好，陽光好耀眼。」

悲觀者說：「今天我又……」

樂觀者創造美好時代；**悲觀者**則坐等美好時代的到來。

該怎麼做，才能成為樂觀者？

創造動機

假如你傾向於悲觀主義者，試著改變對人生的態度，將是一個好策略。沒有人生下來就是悲觀者，那都是後天所養成的。我們都能學會如何讓自己感到不快樂，有些人更是每天厲行！

但是，我們也能學會希望與樂觀。不過，如果已經深陷某些思緒與行為模式，要變成樂觀者並不容易。要打破

這個模式，就必須先找到改變的動機。想想成為樂觀者的優點——也許能更健康地多活七年，交到更多朋友，比以前過得更快樂。這樣的好處，應該是值得追求的。

從了解自己開始

退後一步去想，充分了解自己與自己的反應，注意悲觀情緒通常在何時出現。當你談到自己生活中和周遭環境的苦難，以及一切使你生氣、難過與失望的人事物時，請留神傾聽自己。請特別意識自己對負面或感覺事情不順遂時的情緒，投入了多少精力。

創造正向的圖像

請試著從另一個角度看待這一切，並以新方式思考、行動。請集中精力，從你感到喜悅、享受、感恩的美好事

物中，創造正向的圖像，你就能展開樂觀主義者的旅途。

以對的方式做正向思考

　　能夠正面思考的力量是相當強大的。多說正面的事情、多給大腦正面訊息，然而這並不意味著你可以大做白日夢，設定一堆不切實際的目標。一個實際、正確使用思考力量的樂觀主義者，會根據現實洞察困難與問題，但卻極少讓自己被它們打倒。樂觀主義者不會嘗試否定負面事物的存在──然而，他也不會被負面事物所阻撓，而是將問題視為契機。樂觀主義者希望獲致最好的結果，但也會做最壞的打算。

表達感恩與喜悅

　　去肯定你自己人生中真正有意義的事物，多留意你周

遭美好的點點滴滴。試著每天想想三件以上令你心存感激的事情。無論是大事或小事，都請表達感激與喜悅。這就能產生「日常生活中的快樂」。樂觀者能看見這種快樂，並讓心中長存正面情感。

和思緒正面的人們為伍

俗話說「近朱者赤，近墨者黑」。對於耗盡你能量的悲觀者，請敬而遠之。反之，請多和樂觀者往來。他們會散發出能量，這是很有感染力的。然後，請多給予自己的親友正面能量。這將為你自己和周遭的人，創造**生活中的歡樂**（joie de vivre）與健康。

歡樂與微笑

幽默與歡笑能減少壓力激素，降低血壓，改善情緒。

歡笑能提高腦內啡濃度，帶來愉悅和滿足感。壓力感隨之消失，體內發炎減少，免疫系統獲得強化，運作更順暢。「笑顏常開、延年益壽」，這句話是很有道理的。只要步履如飛、笑口常開，使自己的一言一行宛如快樂的人，自然能讓你的心情振奮起來。

保持體能活動

不同類型的體能活動可燃燒壓力激素，並釋放出多巴胺（使你感覺良好的激素）。這會創造出一種舒適感，使你更容易進入正面思路。

寬以待人

人類在本質上是樂於給予的動物，施予他人所帶給我們的喜悅，大於取得好處。因此，請樂於和他人分享你的

精力與時間。如果你習慣對有需要的人伸出援手，為朋友提供支持，這將構成正面情緒的重要來源。對於他人的成功，你可以像對自己的成就一樣，感到由衷的興奮。

TIP 10

我們都需要彼此
Vi behöver varandra

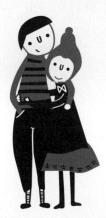

　　人是群居動物，我們都需要彼此。人類對社會關係與同類間的扶持有著本質上的需要，不僅藉此生存，並保持健康。交流，也許正是人類生存最重要的策略之一。

　　擁有正面的家庭關係、職場上與同事的良性互動，與／或穩定的朋友圈，是相當重要的。然而，朋友的數量與見面的次數，並不是關鍵；重點在於互動與交流的品質。與少數人保持良好、有深度的交流，勝過一堆泛泛之交。

　　即使身處人群之中或在兩人獨處的情境下，你仍然可能感受到寂寞。大家有時都會孤單一人，這是很正常的。基於自身意願選擇的孤獨，不會對健康造成危害。然而，非自願性的孤獨，可就有害健康了。

非自願的孤獨

　　如果一個人的社交關係長期以來始終不足，他將會變

得更脆弱。非自願、具危險性的孤獨，關鍵在於沒有能分享情感或親密接觸的對象。孤獨所能造成的折磨，比肉體的痛楚還要嚴重。

　　有時，周遭環境會讓孤獨感變得格外難受。比如說：老祖母興奮不已，滔滔不絕地描述自己的孫子、孫女多麼聰明。她沒想過：這群聽眾之中，某人（甚至某些人）可能沒有家庭，或出於非自願的原因，至今膝下無子。重點在於：在你所處的情境下，必須保持同理心，思考一下自己該說什麼，才不會傷到他人。此外，在工作場所等情境，留意是否有人被排除在社交圈之外，也是相當重要的。展現你的泱泱大度，表達對那人的興趣，邀她／他來聊一聊──友誼就是這樣形成的。

　　我們的社交環境對我們的健康，扮演舉足輕重的角色。假如你感到孤獨，沒有歸屬感，得不到協助，對壓力與疾病的抵抗力就會減少。心理壓力造成發炎，並直接損害免疫系統、血管與人體的不同器官。這將提高罹病率，

以及短命的風險。

　　眾所皆知，壓力、肥胖與久坐不動是有害健康的。但是，非自願性的孤獨一樣有害健康，卻是少被注意到。有鑑於此，本章將進一步針對以不同方式打破孤獨，提供建議；而這一切，就從一道內在過程開始。

　　具危險性的孤獨，會提高罹病、早逝的風險。感到自

研究證實

多項研究已經指出：孤獨者的死亡率較高。例如，獨居者死於中風的機率，高於與他人同住者。

在一項追蹤十八萬名受測者的大型研究中，研究人員發現：感覺孤獨者或鮮少與他人互動、社交者，罹患心肌梗塞的風險足足高出近百分之三十。同一群體罹患中風的機率，則高出百分之三十以上。

美國一項研究顯示：感到孤獨者罹患阿茲海默症的風險，比並未感到孤獨者足足高出一倍。

己受排擠、缺乏歸屬感，就像吸菸、壓力、肥胖或高血壓，
會提高死亡率——甚至有過而之不及。

和朋友相處，有哪些好處？

　　和朋友相處、能感到自己的本性受尊重與喜歡，而且
給予回饋——這是很振奮人心的。我們與彼此分享愈多，
我們就會愈健康，彼此的關係就會愈強韌。

　　良好的交流，能產生正面效果，增加感覺良好的激
素、減少壓力激素，進而抑制發炎。因此，我們的免疫系
統能獲得強化，我們會活得更久，人生也會有更多樂趣。

　　「一己之力」並不像俗諺說的那樣強大；與正面的社
會團體締結關係、成為其中一分子，才會使人更加強韌。

　　和親屬、朋友關係良好，甚至於和寵物相親相愛的人
們，能更快從疾病中痊癒，也活得更久。

如何找到新朋友？

　　建立友誼的方式有很多種，也未必要受限於年齡。來自不同年齡層的朋友，能使人生更加充實。每個人都有機會根據自己的現狀，結交新朋友。

　　你可以藉由下列方式，建立人際關係：

・參加一門課程，或加入某個你感興趣的社團──例如烹飪課、攝影課、賞鳥協會、園藝俱樂部、體育俱樂部等。你會在那裡遇見志同道合的人。

・勇於隻身旅遊，放膽和你不認識的人交談。

・體驗夜生活，去跳舞。

・利用臉書、聊天社群網站和其他方式，在網路上認識朋友。

・開始和他人結伴散步，做運動或上健身房。

・邀請鄰居喝咖啡／下午茶，或和別人一起去看電影。

· 加入社區或 NGO 組織。

· 加入合唱團練唱。

找到朋友，並非易事

導致一事無成的障礙非常多，最常見的包括：

· 恐懼感：開始和新見面的人交流，可能使你感到刺激或害怕。恐懼感常戰勝好奇心。

· 自卑感：「沒有人會想和我交流。我什麼貢獻也沒有，大家一定都覺得我很無聊。」

· 戶外環境不安全，以及對夜間單獨外出的恐懼感。這會使你拒絕外出，和他人見面。

恐懼感與自卑感會導致你做出糟糕的決定。即使你很

厭倦孤獨，卻仍不敢著手處理。

避免和浪費你精力的人相處

　　良好的關係能創造正能量，提升身心健康。然而，情況也可能完全相反——你和某些人相處時，他們「竊取」你的能量。你和這樣的人見面後，會感覺疲勞、空虛，很容易體驗到挫敗感。請慎選你的朋友，保持、維護健康的關係。

促成改變的關鍵

第 1 步：自我了解

　　第一步在於真正了解自己的狀況，誠實面對自己，看

清問題並了解這些問題的後果。

「我沒有真正的好友或人生伴侶。星期五晚上我只能孤獨地坐著，別人則聚在一起享樂。大節日更是一年當中最無聊的時候，孤獨感特別難受。我時常覺得很難過，感覺人生一晃而過，自己卻沒參與到。」

要從自己身上描摹出這樣的情景、了解實際情況，是很艱難的。然而，全新的改變也就是在這裡發生。此刻，你對情況有清晰的了解，才能孕育出新思維，知道自己必須有所改變。

第 2 步：創造動機

現在，思緒被釋放出來，你可能開始嘗試新的作為。你必須產生動力，它是引領你打破寂寞的力量。

通常面對問題，你有自己的解決方案——適合你所處情境的解決方案。最好的辦法，就存在你心中。

　　你在這個階段，必須戰勝自己的恐懼。恐懼感是一種限制生命的防預機制。然而，你現在必須拋下恐懼感，勇於前進，同時以批判性的眼光檢視不同的選項；不要誇大危險，反而應該描繪出正面、積極的目標。

第 3 步：設定目標

　　現在，你已經具有改變狀態所需的力量與動機：「我希望過什麼樣的日子？首先要做的是什麼？我需要嘗試的是什麼？」現在你已經踏上了軌道──建立了目標，做出了決定。

第 4 步：採取行動

　　請採取行動──現在，機會終於來了，改變就要發生了。總是會有適合你的好朋友，或是理想伴侶。你只需要

保持精力，專注於自己的目標，找到「寶藏」——交到朋友，能使你活得更久、更健康、更有趣。朋友確實是寶藏。

發展友誼

一段友誼，可以在日後的歲月裡成為喜悅與信任的來源。建立與他人良好關係的關鍵如下：

・由心出發，能無話不聊。當個良好的傾聽者。
・展現正面態度，稱讚對方，給予回饋，一起同樂。
・展現關懷。尊重彼此的差異，能夠妥協，保持靈活身段。

人與人之間的交會，重點在於感受、並展現出同理心——試圖對他人的處境感同身受。如果你不知道對方的處

境，你就無法以正確的方式成為對方的好朋友，並展現彼此間的尊重。假如有需要，你也無法給予對方協助或建議。假如你在建立朋友與人際網絡時能夠心存此念，你建立的友誼就能深厚、持久、充實。

不要放棄

假如你感到擔憂、猶疑，請將出發點（也就是你的現狀）拿出來檢視，再次捫心自問：我還要繼續這樣過下去嗎？答案是否定的。你要再次灌注自己的願景、戰勝恐懼——現在，改變即將發生。你不要老是去想：「會不會成功？」反之，你應該想的是：「我該怎麼做，才會成功。」

許多精美的小卡片上，有著關於勇敢跨出第一步、相信自己、「你辦得到、你很有價值」等諺語和格言。你可以把這些激勵小語貼在浴室的梳妝鏡或冰箱上，提醒自己

全新的自我形象，以及「現在，我會成功的」。

　　你一旦跨出第一步，就自行開啟了整段過程。這樣一來，你就能更容易想到「現在，我要進行下一步」。萬事起頭難，不過一旦起步，就會構成正向循環。

　　當然，有時你會對自己感到猶疑、疲倦、脆弱不已。也許，你在某一天並沒有什麼特別的作為；然而，重點在於你要保持既有的目標，以便隨時再次上路。第一次遭到挫折時不要放棄，你反而應該採取更靈活的方式，藉此達到目標。如果初次嘗試效果不彰，你可以想想，是否有更新、更好的解決辦法。

　　假如能將挫折視為寶貴、重要的經驗，下次有所進展的機會就能提高；換句話說，挫折是良性的，它給你成長、茁壯的機會。不願意失敗的關鍵，就在於恐懼感。請讓你的好奇心脫穎而出。不確定性，是人生的一部分，它讓人生變得更刺激、更精彩。請你放膽磨練自己的羽翼，勇於成功！

結語：從今天起！

....

　　本書已經畫上句點，然而你人生中剩餘的部分才正要開始呢！你會怎麼選擇呢？

　　現在，你已經知道哪些因素能使你更加強壯、哪些因素能夠延緩老化。

　　聽著，你有機會改變自己的生活方式。我的最後一個忠告就是：從今天──或明天開始。

　　加油！

致謝

下列人士為本書的文本、編排與內容，提供了非常寶貴的意見：

尤漢・阿佩爾（Johan Appel）、緹娜・阿維德斯多特（Tina Arvidsdotter）、哈拉德・阿維德森（Harald Arvidsson）、珍妮・本森（Jenny Bernson）、瑪利亞・弗雷迪克森（Maria Fredriksson）、斯芬・凱倫（Sven Kylén）、伊娃・拉爾森（Eva Larsson）、尤漢・摩科斯特（Johan Malmquist）、阿薩・馬克倫德（Åsa Marklund）、哈康・派翠克森（Håkan Patrikson）與我的家人卡倫（Karin）、馬丁（Martin）及奧拉・馬克倫德（Ola Marklund）。

女兒卡倫和新聞工作者妮娜・奧爾森（Nina Olsson）為所有文本的語言措辭，進行了非常縝密的校稿工作，我願在此向她們致謝。我的姊妹布列特－英格・亨利克森

（Britt-Inger Henrikson）博士針對本書在科學上的可信度進行了嚴謹的審核，我願在此向她致謝。

最後，我也要一併感謝 Volante 出版社的西蒙・布勞威爾斯（Simon Brouwers）以及 Ahlander 版權公司的克莉斯汀・艾德海（Christine Edhäll），為這本書獻出出色的工作，以及愉快的合作關係。

願在此向各位，致上最深切、真誠的謝意！

伯蒂爾・馬克倫德

維納什堡（Vänersborg）

二〇一六年十月

相關學科知識與參考文獻

　　本書的所有事證，均建立於我在基層醫療照護體系為病患看診的二十年經驗，以及在哥德堡大學（Göteborgs universitet）公共健康與社區醫學系（allmänmedicin och folkhälsa）二十年研究經驗中所汲取的知識。

　　本書的事證，也建立在大量科學性文章、對研究結果的系統化整理、工具書、全國性公衛政策，以及知名、備受敬重的作家與學者的發言之上。

參考文獻

　　與本書數章內容相關的一般性參考文獻：

Antonovsky A., *Hälsans Mysterium*, 2nd edition, Stockholm: Natur och Kultur; 2005 (*Unravelling the mystery of health*, Jossey-Bass Inc, Publishers 1987).
Carper J., *Mirakelhjärnan* (*The Miracle Brain*), 2nd edition, Stockholm: Forum; 2001.
Csíkszentmihályi M. *Finna Flow, den vardagliga ntusiasmens psykologi* (*Find flow, the psychology of everyday enthusiasm*), Stockholm: Natur och Kultur; 1999.
Ehdin Anandala S., *Nya självläkande människan* (*The newself-healing*

human), 2nd edition, Bladh by Bladh; 2014.

Ennart H., *Åldrandets gåta, metoderna som förlänger ditt liv (The riddle of ageing, methods that extend your life)*, Stockholm: Ordfront; 2013.

Marklund B., *Symtom, Råd, Åtgärd (Symptoms, Advice, Action)*, 9th edition, Studentlitteratur; 2008.

Roizen M., *Real Age. Are you as young as you can be?*, Harper Collins e-books; 2010.

Servan-Schreiber D., *Anticancer, ett nytt sätt att leva (Anticancer: a new way of living)*, Stockholm: Natur och Kultur; 2011.

World Health Organisation, 'The Ottawa Charter for Health Promotion', WHO Regional Office for Europe:Copenhagen; 1986.

關於本書某些章節的特定參考文獻：

哪些因素，決定你的壽命？

Khaw, K., et al., 'Combined impact of health behaviours and mortality in men and women', the EPIC-Norfolk prospective population study, *PlosMedicine*; 5, 39-47; e12, 2008.

Knoops, K.T.B., et al., 'Mediterranean diet, lifestyle factors and 10-year mortality in elderly European men and women: the HALE Project', *JAMA*; 292:1433-1439; 2004.

Lichtenstein, P., Holm N.V., Verkasalo P.K., et al., 'Environmental and heritable factors in the causation of cancer - Analyses of cohorts of twins from Sweden, Denmark, and Finland', *New England Journal of Medicine*; 343:78-85; 2000.

Wilhelmsen L., Svärdsudd K., Eriksson H., et al., 'Factors associated with reaching 90 years of age; a study of men born in 1913 in Gothenburg, Sweden', *Journal of Internal Medicine*; 269:441-451; 2011.

運動的修復力量

Biswas A., Paul I., Faulkner G., et al., 'Sedentary time and its association with risk for disease incidence, mortality, and hospitalization in adults:

A systematic review and meta-analysis', *Annals of Internal Medicine*; 162:123-132; 2015.

Dunstan D.W., Barr E.L., Healy G.N., et al., 'Television viewing time and mortality: the Australian Diabetes, Obesity and Lifestyle Study', *Circulation*; 121:384-391; 2010.

Fröberg A., Raustorp A., 'Samband mellan stillasittande och ohälsa varierar med mätmetod' ('Correlation between sitting still and ill-health varies with measurement method'), *Läkartidningen*; 113:DU33; 2016.

Henriksson J., Ekbom M., Tranquist J., 'FYSS: Fysisk aktivitet i sjukdomsprevention och sjukdomsbehandling' ('Physical activity in disease prevention and disease treatment'), Swedish National Institute of Public Health; 2003.

Jansson E., Hagströmer M., Anderssen S., 'Fysisk aktivitet – nya vägar och val i rekommendationerna för vuxna' ('Physical activity – new paths and options in recommendations for adults'), *Läkartidningen*; 112:DP7W; 2015.

Johansson S., Qvist J., 'Motion förlänger livet' ('Exercise extends life'), *Välfärdsbulletinen*; 2:12; 1997.

Norling I., Sullivan M., Marklund B., 'Fritid och hälsa' ('Recreation and health'), Report 11, Gothenburg; 1995.

Senchina D.S., 'Effects of regular exercise on the aging immune system: a review', *Clinical Journal of Sport Medicine*; 19:439-440; 2009.

Smith T.C., 'Walking decreased risk of cardiovascular disease mortality in older adults with diabetes', *Journal of Clinical Epidemiology*; 60:309-317; 2007.

Sundberg C. J., Jansson E., 'Fysisk aktivitet en viktig medicin' ('Physical activity an important medicine'), *Läkartidningen*; 112:DRT4; 2015.

給自己一點復原的時間

Arnetz B, Ekman R. (ed), *Stress. Gen Individ Samhälle (Stress. Gene Individual Society)*, 3rd edition: Liber AB; 2013.

Kivipelto M., et al., 'A 2-year multidomain intervention of diet, exercise, cognitive training, and vascular risk monitoring versus control to prevent cognitive decline in at-risk elderly people (FINGER): a randomised controlled trial', *Lancet*; 385:2255-2263; 2015.

Melander O., Melander M.O., Manjer J., et al., 'Stable peptide of the endogenous opioid enkephalin precursor and breast cancer risk', *Journal of Clinical Oncology*; 33:2632-38; 2015.

睡眠充足，身體強壯

Bellavia A., Åkerstedt T., Bottai M., et al., 'Sleep duration and survival percentiles across categories of physical activity', *American Journal of Epidemiology*; 179:484-491; 2014.

Kripke D., Garfinkel L., Deborah L., et al., 'Mortality associated with sleep duration and insomnia FREE', *Archives of General Psychiatry*; 59:131-136; 2002.

Naska A., Oikonomou E., Trichopoulou A. et al., 'Siesta in healthy adults and coronary mortality in the general population', *Archives of Internal Medicine*; 167:296-301; 2007.

Åkerstedt T., 'Livsstilen påverkar sömnen – på gott och ont' ('Lifestyle affects sleep – for good and bad'), *Läkartidningen*; 107:2072-2076; 2010.

適可而止，不過量的日光浴

Giovannucci E., Speech at the American Association for Cancer Research conference in Arnaheim, California; 2005.

Giovannucci E., 'Vitamin D status and cancer incidence and mortality', *Advances in Experimental Medicine and Biology*; 624:31-42; 2008.

Lindqvist P.G., Epstein E., Nielsen K., et al., 'Avoidance of sun exposure as a risk factor for major causes of death: a competing risk analysis of the melanoma in southern Sweden cohort', *Journal of Internal Medicine*; 280:375-387; 2016.

National Health Service UK, Vitamins and Minerals – Vitamin D. http://www.nhs.uk/Conditions/vitaminsminerals/Pages/Vitamin-D.aspx.

Tuohimaa P., Pukkala E., Scélo G., et al., 'Does solar exposure, as indicated by the non-melanoma skin cancers, protect from solid cancers: Vitamin D as a possible explanation', *European Journal of Cancer*; 43:1701-1712; 2007.

健康的飲食

BBC Good Food Nation, 2015. Immediate Media Co. press release. http://
www.immediate.co.uk/news/brand/nearly-two-thirds-of-population-do-
not-eat-5-a-dayindicates-bbc-good-food-study/

Bengmark S., 'Vår tids kost bakom inflammation och sjukdomsutveckling'
('Modern diet behind inflammation and disease development'),
Läkartidningen; 104:3873-3877; 2007.

Bengmark S., 'Den bioekologiska medicinen har kommit för att stanna. Om
flora, synbiotika, immunitet och resistens mot sjukdom' ('Bioecological
medicine is here to stay. On flora, synbiotics, immunity and resistance to
disease'), *Läkartidningen*; 102:2-6; 2005.

Cederholm T., Hellénius M.-L., 'Matens betydelse för åldrande och livslängd',
('The importance of nutrition in healthy ageing and longevity'),
Läkartidningen; 113:DYMA; 2016.

Cederholm T., Rothenberg E., 'Krypskytte mot vetenskapen äventyrar
folkhälsoarbetet' ('Sniping against science jeopardises public health
work'), *Läkartidningen*; 113:784-785; 2016.

Knoops K.T., de Groot L.C., Kromhout D., et al., 'Mediterranean diet,
lifestyle factors, and 10-year mortality in elderly European men and
women: the HALE project', *JAMA*; 292:1433-1439; 2004.

Kwok C.S., Boekholdt M., Lentjes M., et al.,'Habitual chocolate consumption
and risk of cardiovascular disease among healthy men and women',
Heart, epub 15 June 2015. doi:10.1136/ heartjnl-2014-307050.

Lindstedt I., Nilsson P., 'Flavanoler, kakao och choklad påverkar hjärt-
kärlsystemet' ('Flavanols, cocoa and chocolate affect the cardiovascular
system'), *Läkartidningen*; 108:324-325; 2011.

Liu S. et al., 'Whole-grain consumption and risk of coronary heart disease:
results from the Nurses' Health Study', *American Journal of Clinical
Nutrition*; 70:412-419; 1999.

National Health Service, Fish and shellfish. http://www.nhs.uk/Livewell/
Goodfood/Pages/fish-shellfish.aspx.

National Health Service, Red meat and the risk of bowel cancer. http://
www.nhs.uk/Livewell/Goodfood/Pages/red-meat.aspx.

Nilsson P.M., 'Medelhavskosten skyddar hjärtat' ('Mediterranean diet
protects the heart'), *Läkartidningen*; 106:1959; 2009.

'Nordic Nutrition Recommendations 2012. Integrating nutrition and physical
activity', 5th edition: Copenhagen: Nordic Council of Ministers; Nord

2014:002; 2014.

Paulun F., 'Blodsockerblues – en bok om glykemiskt index' ('Blood sugar blues – a book about the glycaemic index'), *Fitnessförlaget*, 2003.

Rydén L., Andersen K., Gyberg V., et al., 'Betala för sjukdom eller investera i hälsa?' ('Pay for disease or invest in health?'), *Läkartidningen*; 109:1535-1539; 2012.

Simopoulos A., 'Importance of the omega-6/omega-3 balance in health and disease: Evolutionary aspects of diet', *World Review of Nutrition and Dietetics*; Basel, Karger; 102:10-21; 2011.

Stender S., Astrup A., Dyerberg J., 'Ruminant and industrially produced trans fatty acids: health aspects', *Food and Nutrition Research*; 2008. DOI: 10.3402/ fnr.v52i0.1651.

Stender S., Astrup A., Dyerberg J., 'Tracing artificial trans fat in popular foods in Europe: a market basket investigation', *BMJ Open*; 4; 2014. e.005218.

Swedish National Food Agency, Dietary advice and food habits, 2015.

Wolk A., Bergström R., Hunder H., et al., 'A prospective study of association of monosaturated fat and other types of fat with risk of breast cancer FREE', *Archives of Internal Medicine*; 158:41-45; 1998.

World Cancer Research Fund International, Continuous Update Project; September 2015.

選擇正確的飲品

Bhupathiraju S.N., Manson J.E., Willett W.C., et al., 'Changes in coffee intake and subsequent risk of type 2 diabetes: three large cohorts of US men and women', *Diabetologia*; 57:1346-1354; 2014.

Department of Health, UK Chief Medical Officers' Alcohol Guidelines Review, https://www.gov.uk/government/uploads/system/uploads/attachment_data/file/489795/summary.pdf.

Eskelinen H.H., Ngandu T., Tuomilehto J., et al., 'Midlife coffee and tea drinking and the risk of late-life dementia: a population-based CAIDE study', *Journal of Alzheimer's Disease*; 16:85-91; 2009.

Fagrell B., Hultcrantz R., 'Alkohol inte enbart av ondo – måttligt intag minskar risk för folksjukdomar' ('Alcohol not just bad – moderate consumption reduces the risk of common diseases'), *Läkartidningen*; 109:1884-1888; 2012.

Fredholm B., 'Kaffe minskar risk för Parkinsons sjukdom' ('Coffee reduces the risk of Parkinson's disease'), *Läkartidningen*; 101:2552-2556; 2004.

Guercio B.J., Sato K., Niedzwiecki D., et al., 'Coffee intake, recurrence, and mortality in stage III colon cancer', *Journal of Clinical Oncology*, 31: 3598-3607; 2015.

Hansen A., 'Kaffe minskar risken för stroke' ('Coffee reduces the risk of stroke'), *Läkartidningen*; 106: 919; 2009.

Rosendahl A., Perks C., Zeng L., et al., 'Caffeine and caffeic acid inhibit growth and modify estrogen receptor and insulin-like growth factor I receptor levels in human breast cancer', *Clinical Cancer Research*; 21:1877-87; 2015.

注意體重

Bengmark B., 'Obesity, the deadly quartet and the contribution of the neglected daily organ rest – a new dimension on un-health and its prevention', *HepatoBiliary Surgery and Nutrition*; 4:278-288; 2015.

Läkemedelsboken, Swedish Medical Products Agency, *Overweight and Obesity*, 201-208; 2014.

口腔健康，帶來整體健康

Hugosson A., et al., 'Oral health of individuals aged 3-80 years in Jönköping, Sweden during 30 years (1973-2003) II'. Review of clinical and radiographic findings. *Swedish Dental Journals*; 29:139-155; 2005.

Hugosson A., Norderyd O., Slotte C., et al., 'Distribution of periodontology disease in a Swedish adult population 1973, 1983 and 1993', *Journal of Clinical Peridontology*; 25:542-548; 1998.

Vedin O., 'Prevalence and prognostic impact of peridontal disease and conventional risk factors in patients with stable coronary heart disease', thesis, Uppsala University; 2015.

當個樂觀主義者

Chida Y. Steptoe A., 'Positive psychological well-being and mortality: A quantitative review of prospective observational studies', *Psychosomatic Medicine*; 70:741-756; 2008.

Fexeus H., 'Konsten att få superkrafter' ('The art of gaining superpowers'), Stockholm: Forum; pp 396-398; 2012.

Hernandez R., Kershaw K., Siddique J., et al., 'Optimism and cardiovascular health: Multi-ethnic study of atherosclerosis (MESA)', *Health Behaviour & Policy Review*; 2:62-73; 2015.

Sebö, S., 'Bruksanvisning för ett bättre Liv' ('Instructions for a better life'), edition 2.2: Uppsala; Konsultförlaget; 2000.

我們都需要彼此

Cole S., Capitanio J., Chun K., et al., 'Myeloid differential architecture of leukocyte transcriptome dynamics in perceived social isolation'. Proceedings of the National Academy of Science of the United States of America. 112:15142-47; 2015.

Lindmark A., Glader E.L., Asplund K., et al., 'Socioeconomic disparities in stroke case fatality – observations from Riks-Stroke, the Swedish stroke register', *International Journal of Stroke*; 9:429-436; 2014.

Valtora N.K., et al., 'Loneliness and social isolation as risk factors for coronary heart disease and stroke: systemic review and meta-analysis of longitudinal observational studies', Heart:102:1009-16; 2016.

Wilson R.S., et al., 'Loneliness and risk of Alzheimer disease', *Archives of General Psychiatry*; 64:234-240; 2007.